中医临床必读丛书

# 本草备要

清·汪昂　撰
郑金生　整理

人民卫生出版社

图书在版编目（CIP）数据

本草备要/清·汪昂撰　郑金生整理．—北京：人民卫生出版社，2005.5
（中医临床必读丛书）
ISBN 978-7-117-06728-7

Ⅰ.本…　Ⅱ.①汪…②郑…　Ⅲ.本草-中国-清代
Ⅳ.R281.3

中国版本图书馆CIP数据核字（2005）第021621号

| | |
|---|---|
| 门户网：www.pmph.com | 出版物查询、网上书店 |
| 卫人网：www.ipmph.com | 护士、医师、药师、中医师、卫生资格考试培训 |



中医临床必读丛书
**本草备要**

撰　　者：清·汪昂
整　　理：郑金生
出版发行：人民卫生出版社（中继线 010-59780011）
地　　址：北京市朝阳区潘家园南里19号
邮　　编：100021
E - mail：pmph @ pmph.com
购书热线：010-59787592　010-59787584　010-65264830
印　　刷：北京盛通印刷股份有限公司
经　　销：新华书店
开　　本：850×1168　1/32　　印张：10
字　　数：180千字
版　　次：2005年8月第1版　2025年1月第1版第24次印刷
标准书号：ISBN 978-7-117-06728-7/R·6729
定　　价：18.00元
打击盗版举报电话：010-59787491　E-mail：WQ @ pmph.com
（凡属印装质量问题请与本社市场营销中心联系退换）

# 出版者的话

中医要发展创新，提高临床疗效是必由之路。而提高临床疗效的捷径，就是继承前人宝贵的诊疗理论和丰富的临床经验。古今大凡著名医家，无不是在熟读古籍，继承前人经验的基础上而成为一代宗师的。厚积薄发，由博返约，是读书成才的必然过程。步入21世纪，中医的发展与创新仍然离不开继承，而继承的第一步必须是熟读中医古籍，奠定基础。这好比万丈高楼，筑基必坚；参天大树，扎根必深。

为了在新世纪进一步发展中医，提高中医临床疗效水平，针对目前中医现状，国家中医药管理局启动了"优秀中医临床人才研修项目"。该计划首批精选培养名中医200名左右，期望在新世纪再培养一大批中医临床大家，为我国人民的医疗保健再做贡献。做临床，必读古籍；做名医，更需要熟悉古籍并能灵活应用。为了适应中医临床人才培养计划，我们从"优秀中医临床人才研修项目"必读书目中精选了中医各科必读的20种重点古籍，重加整理出版，编成《中医临床必读丛书》。本丛书所选精当，涵盖面广，多为历代医家推崇，尊为必读经典著作，在中医学发展的长河中，占有重要的学术地位。

本次整理突出了以下特点：①力求原文准确，每种医籍均由各科专家遴选精善底本，加以严谨校勘，为读者提供精确的原文。②原则上只收原文，不作校记和注释，旨在使读者在研习之中渐得旨趣，体悟真谛。③每书撰写了导读，介绍该书的作者生平、成书背景、学术特点，及对临床的指导意义以及如何学习运用等内容，提要钩玄，以启迪读者。为便于读者检索，书后附以索引。

期望本丛书的出版，能真正起到读古籍，筑根基，做临床，提疗效的作用，有助于中医临床人才的培养和成长，以推动我国中医药事业的发展与创新。

人民卫生出版社

2005年3月

# 序

中医药学是具有中国特色的生命科学，是科学与人文融合得比较好的学科，在人才培养方面，只要遵循中医药学自身发展的规律，只要把中医理论知识的深厚积淀与临床经验的活用有机的结合起来，就能培养出优秀的中医临床人才。

近百余年西学东渐，再加上当今市场经济价值取向的作用，使得一些中医师诊治疾病，常以西药打头阵，中药作陪衬，不论病情是否需要，一概是中药加西药。更有甚者不切脉、不辨证，凡遇炎症均以解毒消炎处理，如此失去了中医理论对诊疗实践的指导，则不可能培养出合格的中医临床人才。对此，中医学界许多有识之士颇感忧虑而痛心疾首。中医中药人才的培养，从国家社会的需求出发，应该在多种模式多个层面展开。当务之急是创造良好的育人环境。要倡导求真求异，学术民主的学风。国家中医药管理局设立了培育名医的研修项目，首先是参师襄诊，拜名师制订好读书计划，因人因材施教，务求实效。论其共性则需重视“悟性”的提高，医理与易理相通，重视易经相关理论的学习；还有文献学、逻辑学，生命科学原理与生物信息学等知识的学习运用。“悟性”主要体现在联系临床，提高思想思考思辩的能力，破解疑难病例获取疗效。再者是熟读一本临证案头书，研修项目精选的书目可以任选，作为读经典医籍研修晋阶保底的基本功。第二是诊疗环境，我建议城市与乡村、医院与诊所、病房与门诊可以兼顾，总以多临证多研讨为主。若参师三五位以上，年诊千例以上，必有上乘学问。第三是求真务实，“读经典做临床”关键在“做”字上苦下功夫，敢于置疑而后验证、诠释进而创新，诠证创新自然寓于继承之中。

中医治学当溯本求源，古为今用，继承是基础，创新是归宿，认真继承中医经典理论与临床诊疗经验，做到中医不能丢，进而才是中医现代化的实施。厚积薄发、厚今薄古为治学常理。所谓勤求古训、融汇新知，即是运用科学的临床思维方法，将理论与实践紧密联系，以显著的疗效、诠释、求证前贤的理论，寓继承之中求创新发展，从理论层面阐发古人前贤之未备，以推进中医学科的进步。

综观古往今来贤哲名医均是熟谙经典，勤于临证，发遑古义，创立新说者。通常所言的“学术思想”应是高层次的成就，是锲而不舍长期坚持“读经典做临床”在取得若干鲜活的诊疗经验的基础上，应是学术闪光点凝聚提炼出的精华。笔者以弘扬中医学学科的学术思想为己任而决不敢言自己有什么学术思想，因为学术思想一定要具备有创新思维与创新成果，当然是在继承为基础上的创新；学术思想必有理论内涵指导临床实践，能以提高防治水平；再者学术思想不应是一病一证一法一方的诊治经验与心得体会。如金元大家刘完素著有《素问玄机原病式》，自述“法之与术，悉出《内经》之玄机”，于刻苦钻研运气学说之后，倡“六气皆从火化”，阐发火热病证脉治，创立脏腑六气病机、玄府气液理论。其学术思想至今仍能指导温热、瘟疫的防治。SARS流行时，运用玄府气液理论分析证候病机，确立治则治法，遣药组方获取疗效，应对突发公共卫生事件造福群众。毋庸置疑刘完素是“读经典做临床”的楷模，而学习历史，凡成中医大家名师者基本如此，即使当今名医具有卓越学术思想者，亦无例外，因为经典医籍所提供的科学原理至今仍是维护健康防治疾病的准则，至今仍葆其青春，因此“读经典做临床”具有重要的现实意义。

值得指出，培养临床中坚骨干人才，造就学科领军人物是当务之急。在需要强化“读经典做临床”的同时，以唯物主义史观学习易经易道易图，与文、史、哲，逻辑学交叉渗透融合，提高“悟性”指导诊疗工作。面对新世纪东学西渐是另一股潮流，国外学者研究老聃、孔丘、朱熹、沈括之学，以应对技术高速发展与理论相对滞后的矛盾日趋突出的现状。譬如老聃是中国宇宙论的开拓者，惠施则注重宇宙中一般事物的观察。他解释宇宙为总包一切之“大一”与极微无内之“小一”构成，大而无外小而无内，大一寓有小一，小一中又涵有大一，两者相兼容而为用。如此见解不仅对中医学术研究具有指导作用，对宏观生物学与分子生物学的链接，纳入到系统复杂科学的领域至关重要。近日有学者撰文讨论自我感受的主观症状对医学的贡献和医师参照的意义；有学者从分子水平寻求直接调节整体功能的物质，而突破靶细胞的发病机制；有医生运用助阳化气，通利小便的方药能同时改善胃肠症状治疗幽门螺旋杆菌引起的胃炎，还有医生使用中成药治疗老年良性前列腺增生，运用非线性方法，优化观察指标，不把增生前列腺的直径作为惟一的“金”指标，用综合量表评价疗效而获得认许，这就是中医的思维，要坚定地走中国人自己的路。

人民卫生出版社为了落实国家中医药管理局设立的培育名医的研修项目，把研修项目精选的20种古典医籍予以出版，为我们学习提供了便利条件，只要我们“博学之，审问之，慎思之，明辩之，笃行之”，就会学有所得、学有所长、学有所进、学有所成。治经典之学要落脚临床，实实在在去“做”，切忌坐而论道，应端正学风，尊重参师，教学相长，使自己成为中医界骨干人才。名医不是自封的，需要同行认可，而社会认可更为重要。让我们互相勉励，为中国中医名医战略实施取得实效多做有益的工作。

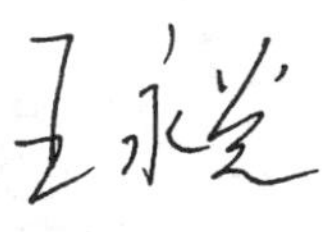

2005年7月5日

# 导读

清·汪昂《本草备要》为临床实用中药著作，自刊行以来，风行海内，其刊行版次之多，为古代药书之冠。该书选药精当，突出重点药效，使用方法翔实，既适合于初学中医药者，也是中医人员最实用便捷的临床用药参考书。

## 一、《本草备要》与作者

《本草备要》初刊于1683年，增订于1694年。自刊行以来，翻印次数至少超过200余次，在古代临床实用本草中影响最为深广，成为中医药人员必读必备之书。

作者汪昂（1615～1695?），字讱庵，安徽休宁人。壮年弃儒，集中精力于医学，尤热衷将浩繁渊博的医理、方药典籍去粗取精，由博返约，为临床医家提供深入浅出、实用便捷的必读基础书。他编写的《本草备要》、《医方集解》、《素问灵枢类纂约注》，无一不脍炙人口，成为清代以来中医入门成材的必读之书。

汪氏编写《本草备要》之前，系统调研了数百家本草书。他认为有的本草名著卷帙浩繁，难携难查（如《本草纲目》），许多入门药性歌诀又过于简单，无法提供临床用药参考（如《药性赋》）。且以往本草大多罗列药物性味、归经、功效、主治，单调枯燥，读之乏味催眠，难解难记。于是他萃取历代本草精华、精选常用实用之药479味，筛滤切实有效的功能主治，又配合药效对比、常用配伍、临床用药案例，甚至穿插相关的典故等方式，采用醒目的编排方式，使《本草备要》具有文约指博、好读实用的特色。该书以焕然一新的面貌问世以来，立即不胫而走，成为历史上最受欢迎的临床实用中药书。

## 二、主要学术特点及对临床的指导意义

汪昂《本草备要》一改本草单调枯燥旧貌，选药、论性精当，议论纵横，引人入胜。其主要学术特点如下。

1. **精选良药，突出良效**

《本草备要》初刊于1683年，收药402味；1694年增订再版时，根据读者反馈，将药物增加到479味（包括常用食物药）。直到今天，该书绝大多数药品仍为临床常用。

以往大多数本草书罗列功效主治，平铺直叙，主次不分，是非莫辨，令读者无所适从。汪昂则精选药效、并突出重点。

首先，该书眉批栏用寥寥几个字，突出最主要功效（今整理本将这部分内容紧接药名之后排印）。其次，他把锤炼筛选出来的实用功效主治用大字表示，给读者以良好的视觉效果。此外，他多采谚语、警句，以强化记忆。例如紫菀“血痨圣药”、丹参“功兼四物，为女科要药”、“一味丹参散，功同四物汤”等。

汪氏还善于运用总结共性、区分个性等方法，多方突出药物特性。前者如：凡仁皆润，凡肉皆补，凡石药冷热皆有毒……；后者如“热多用竹沥，寒多用荆沥；虚痰用竹沥，实痰用荆沥”等等。或者在共性中求个性，如“热药多秘，惟硫黄暖而能通；寒药多泄，惟黄连肥肠而止泻”等。这一做法，解决了一个“诸家（本草）析言者少，统言者多”，即分析药效特性过少的弊病。

此外，为了增加趣味性和可信度，《本草备要》中穿插了许多单味药取效的医案、典故，读之令人兴趣盎然。例如车前子一味治愈宋·欧阳修暴泻，等等。

2. **医药结合，阐理详明**

汪昂认为以往本草读之味如嚼蜡，就是因为“未尝阐发其理”，使人知其然不知其所以然。而要阐药之理，“当先注病证。不然，病之未明，药于何有?”因此汪氏特别注意因药推原病因，因病辨析药性。

《本草备要》许多药物功效之下，用小字注出了简捷的疾病鉴别诊断法，使读者在学习药性功治的同时，也就熟悉了疾病的辨证要点。例如连翘“消肿排脓”功效下注有：“凡肿而痛者为实邪，肿而不痛为虚邪，肿而赤者为结热，肿而不赤为留气停痰”。进而指出连翘散结、清火，“为十二经疮家圣药”。

此外，汪氏还在论病之余，附带介绍了许多治疗大法、用药技巧等名言，帮助读者抓住要法、灵活用药。如人参条：“脱血者先益其气，盖血不自生，须得生阳气之药乃生，阳生则阴长之义也。若单用补血药，血无由而生矣。凡虚劳吐血，能受补者易治，不能受补者难治。”另许多药物功治之下，还介绍了药物配伍、方剂妙用及用方之理等，要言不繁，支而不蔓，非常方便临床处方用药。所以，在这一意义上来说，《本草备要》不仅是药物专著，也是学习中医辨证论治、立法处方的好医书。

必须说明的是，汪氏《本草备要》的大多数内容，都属于萃取前代本草精华，这需要很高的医药学术素养和鉴赏力。汪昂精深的医药学术造诣，实事求是的学风，使之能游刃有余地选精汰芜。该书引前贤之言，并非照搬全抄（常有节略增改），但注意保存原义，且一般都注有出处。

此外，该书中也有很多汪氏个人的独特见解（多达 120 余处）。汪昂敢于指摘经典本草记载的谬误、针砭时弊、判断是非，为读者临床用药提供参考。例如他驳正“凡肉皆补，惟猪肉无补”、“猪肉反黄连、乌梅、桔梗，犯之泻痢”的说法，言之有理。又如他指出萎蕤（玉竹）性缓，久服才能见功，批评时医凡遇虚证，辄滥加几分萎蕤于煎剂的无益做法，是盲从李时珍的萎蕤可以代人参、黄芪之说。此外，汪昂在药物的性味、功治、炮制、鉴别、配伍等多方面的独特见解，都甚有益于临床用药及辨药。后世有人批评汪昂不是临床医生，故“专信前人”、“无所折衷”——言过其实。

当然，由于时代的局限，该书无论前贤之说、汪氏之见，都未必尽妥。但瑕不掩瑜，作为一本繁简适中，精华毕集的本草读物，《本草备要》堪称学习本草原文的最佳教材，方便临床用药参考的实用手册。

## 三、如何学习应用《本草备要》

任何一部著作，都只能按其知识单元的主序列展开讨论。在掌握好主序列知识之外，从不同的角度去归纳、提炼相关的知识，是学习任何书籍（包括《本草备要》）的基本方法。

**1. 抓住药性功治重点，熟读多背**

《本草备要》的重点内容是临床用药知识，即药物功效主治。这部分内容正文用大字表示，简明扼要。建议读者熟读多记，烂熟于胸。对此，汪昂建议：“若以本文另誊，尤便诵习”。也就是说如果把重要的大字本文另外誊写，更方便日常学习背诵。

汪昂提出这一学习方法，是因为该书正文的大字中，夹有很多小字的相关解释。大小字夹杂好处是主次分明，有疑即解，但也有文句隔断，不利习诵之弊。因此，初学者不妨再精选常用药（食物药可暂缓），誊写大字本文以供背诵。本书后附有药名索引，临床使用时可快速检索药物。

**2. 分类归纳书中其他知识**

汪昂还有第二个建议，是针对如何掌握书中其他知识而来的（用小字排印）。前已述及，《本草备要》小字注释中，有很多药性比较、疾病鉴别、治疗大法等方面的名言警句、谚语歌诀。但汪昂知道，这类的注释只能出现在书中的某一个地方，“若每处皆释，则重复烦琐，反生厌渎”。因此，汪昂建议“读者汇观而统会之可也”！即将各种知识汇总综合，如分类摘引原文，分类索引等。

疾病鉴别诊断类的注释可以病证为纲进行归类。常识性的病名（三虫五痔、五劳七伤、五疳、五淋、九种心痛之类）可按数字排序，制成分类检索表。

书中大量的治法、用药技巧名言，最值得摘录汇集。例如："治风先治血，血行风自灭"、"肺敛则音开，火降则渴止"、"治实火之血，顺气为先；治虚火之血，养正为先"之类的治疗原则，非常实用。读者甚至可以自己浓缩精练其中的名言以适合记忆。例如"风药中须兼养血药，制其燥也；养血药或兼搜风药，宣其滞也"，可以浓缩为："风药兼养血则不燥，养血加风药则不滞"等等。

该书有不少带有"惟"、"独"字样特定句式，经常被用来突出药物特性。如："凡能杀虫之药多是苦辛，独使君子、榧子甘而杀虫"；"诸木皆浮，而沉香独沉，故能下气而坠痰涎"。汇集此类句型，记忆效果非常好。

此外，诸如同类药物的比较、药物的常用配伍、方剂的运用技巧等等，也都可以各自归类，这样就可以从多角度再次解析《本草备要》，摘引归类出许多医药基础知识，方便运用和记忆。汪氏对他的《本草备要》利弊了如指掌，因此才能提出以上中肯的学习方法，读者诸君不妨一试。

本次整理所用的底本为康熙三十三年（1694）还读斋增订本。校点中以康熙二十二年（1683）还读斋初刊本、康熙间成裕堂刊本、乾隆间文盛堂本为对校本，旁参《本草纲目》（金陵本）、《证类本草》（晦明轩本）诸书。以上初刊及增订本都无附图，故后世刊本由书商补缀之图概不采用。该书在流传过程中产生了许多讹误，本次整理时尽量根据最早的刊本予以纠正。

本次整理对原书体例有一些必要的调整（详见整理说明）。例如原来眉批栏的功效提要，今移附药名之后等。其他关于人物、名词、注音等的眉批，则散入正文相应内容之下，用鱼尾号（【】）括起来。药名后的小字有两部分内容，一是该药的

“十剂”（宣、通、补、泻、涩、滑、燥、湿、轻、重）属性，二是功效提要。例如：“枳实·枳壳：泻，破气、行痰”。前一个“泻”字是“十剂”属性，并非泻下功能，后面“破气、行痰”才是其功效。本次整理很少出注，仅在原书少数语焉不明、文义有误之处，略加注释。欢迎读者对校点中的错误提出批评。

郑金生

2005 年 3 月

# 整理说明

一、本书有初刊本（1683）及增订本（1694）之分。本次整理以康熙三十三（1694）还读斋增订本为底本，以康熙二十二年（1683）还读斋初刊本、康熙间成裕堂刊本、乾隆间文盛堂本为对校本，旁参《本草纲目》（金陵本）、《证类本草》（晦明轩本）诸书。

二、本书采用横排、简体，现代标点。容易产生歧义的简体字，仍使用原繁体字。

三、该书药名有与今通行之名用字不同者（如“栀子”作“卮子”、“花蕊石”作“花乳石”等），为尊重作者原意，仍予保留，但在正文药名后括注今通用名，以便查阅。若显系笔误或误用，则径予改正。

四、原底本中的双行小字，今统一改为单行，字号较正文小一号。原书眉批栏中之文字，若是药物的十剂、功效的内容，则用小字附在药名标题后。其余眉批，则据其文意，插入正文相应的文字之后，前后用鱼尾号（【】）标记。

五、原书目录中药名之后，常以小字列出该药正文涉及的药用部位或者相关药物。今保留原目录药名后的小字。若底本目录与正文有出入时，一般依据正文实际内容，调整目录，不另加注。

六、凡底本不误而校本有误者，不出注。底本引文虽有化裁，但文理通顺，意义无实质性改变者，不改不注。惟引文改变原意时，方据情酌改，或仍存其旧，均加校记。

七、凡底本中的异体字、俗写字，或笔画差错残缺，或明显笔误，均径改作正体字，一般不出注。该书某些名词术语用字与今通行者或有不同，如“脏腑”作“藏府”、“敷”作“傅”、“㖞斜”作“㖞邪”、“膈”作“鬲”等，今一律改作通行者，不另出注。

八、正文经络名称之后，常注出与之对应的脏腑名。但其注文或置于句末，不便阅读，今将句末脏腑名称注文挪移到经络名之末，以便对照。

九、书中涉及药物种类之疑问、疑难冷僻字等，酌情加以简要注释。

十、原书药物以笔画为序编成索引附于书末，便于读者查阅。

郑金生
2005年3月

# 增补本草备要叙

言之可贵而足以垂后者，必性命之文也。其次则经济之文也。余于圣学，既无所窥；又六经、四子之书，灿如星日，即汉疏、宋注，且有遗讥，况余愚瞽凡民，安敢以管蠡仰测高深也哉！性命之文，吾无及矣。若经济之文，必须见诸实事，方能载诸简编。余少困棘闱，壮谢制举，长甘蓬虆，终鲜通荣。经济之文，吾无望焉耳！至于词章诗赋，月露风云，纵极精工，无裨实用。扬子所谓雕虫篆刻，壮夫不为，不其然乎！窃谓医药之书，虽无当于文章钜丽之观，然能起人沉疴，益人神智，弱可令壮，郁可使宽；无关道脉，而能有助刚大之形躯；不系政刑，而实有裨生成之大德。言不堕绮语之障，用有当施济之仁。群居饱食之余，或可以愧小慧而胜犹贤也乎！是用寄意此中，思以寿世。初则谓医学与堪舆不同，堪舆当有秘奥，天机不欲轻泄；若医集所以济生救疾，自应无微不阐，无隐不彰，恣意极言，不遗余蕴。及泛览诸书，惟《灵》、《素》、《难经》、仲景、叔和，奥衍弘深，不易究殚。自唐宋而下，名家百氏方书，非不灿陈，而义蕴殊少诠释。如本草第言治某病某病，而不明所以主治之由；医方第云用某药某药，而不明所以当用之理。千书一律，开卷茫如。即间有辨析病源、训解药性者，率说焉而不详，语焉而不畅。医理虽云深造，文字多欠通明，难以豁观者之心目。良用怃然，不揣固陋，爰采诸家之长，辑为《本草备要》、《医方集解》二编。理法全宗古人，体裁更为创制。本草则字笺句释，仿传注之详明；医疗则诠症释方，兼百家之论辨。书分两帙，用实相资。要令不知医之人，读之了然，庶裨实用。两书甫出，幸海内名贤颇垂鉴许。今本草原刻，字已漫灭，特再加厘订，用酬世好。抑世尚有议余药味之简者，余惟《歌赋》、《汤液》，药仅二百四十种，拙集广至四百种，不为少矣。如食物仅可充口腹，僻药非治所常需者，安能尽录？盖既取其备，又欲其要，应如是止也。兹因重梓，更增备而可用者约六十品，聊以厌言者之口，仍不碍携者之艰。苟小道之可观，倘不至致远之恐泥也乎！

康熙甲戌岁阳月

休宁八十老人讱庵汪昂书于延禧堂

# 序[1]

延禧堂医书成，家讱庵先生命予序其后。予病谫陋，愧未能也。会孙云韶太史致书于兄，有良医良相之誉，予为推广其说而言曰：医之与相，功诚相埒，非臆说也。粤稽盛世，择揆定辅，调燮阴阳，保合太和。建久安长治之谟，于以泽被民生，功留奕世，史册朗然。迨至末纪，党同伐异，营私害公，以致民生憔悴，盗贼繁兴，谁之咎也？唯医亦然。高明之家，审阴阳，详虚实，培元气于未衰，起沉疴于将毙。著书立说，流传后世。如张仲景、刘河间、朱丹溪、李东垣诸书，至今家弦户诵。若夫庸流，阴阳不知，虚实罔审；南辕北辙，药石妄投。语云"学医人费"，亦可慨也！予兄讱庵先生，英质异授，积学深功。少攻制举，宗工来国士之知；长多著述，海内共大儒之慕。缘以沧桑，遂甘泉石。每曰：帖括浮名，雕虫小技。纵邀虚誉，无裨实功。唯医一道，福庇最长。于是博采群书，遐稽往册。

① 序：据成裕堂本补。

集前人之长，成一家之说。《素灵类纂》第壹函也。去其岙僻，采其菁英。分门别类，既不患于寻求；约注明解，又复昭其意义。岐黄一书，顿开生面矣。第二函曰《医方集解》。详加减，分经络，治一病必究其病之由来，用一药必详其药之用力。丝分缕析，纲举目张。兼之服药于未病之前，治病有弗药之用。真有方而具无方之妙也。第三函曰《本草备要》。字无泛设，括千百于一二言中；意可旁通，藏众多于鲜少幅内。理必宗于前贤，意不让其浮夸。以云“备要”，诚备要矣！读此三书，真良医良相之有同功，而寿国寿世之无异辙矣。予于是不觉振铎而告世曰：寿国者，主持国事，留心民瘼，奠金瓯以巩固，奉玉烛以长调，相之任也；寿世者，春台侑物，池水生尘，民无夭札之年，国多台耇之老，医之责也。生其时者，优游化日，永享太平。含哺鼓腹，仰答圣天子笃念民生、日昃不遑之至意，讵不盛哉！则此三书，其为郅隆之世之一助也，又奚疑焉？

时康熙三十三年夏愚弟桓拜序

# 原叙①

医学始于《内经》，药品始于《本经》。药性之于医，特其一端耳，而生杀反掌，匪细故也。桐、雷而下，考其性，正其用，广其数，详其义，历数十百家，宜亦无余蕴矣。然皆偏有所长。求其词句雅炼、意旨该明，不简不繁、体裁合节者，则未之数见也。汪子讱庵，予之石交也。少长宫墙，逾壮厌薄制举，遂自逸以老。然经史百家，靡不殚究，而于岐黄之书为尤嗜。盖以刀圭家鲜能探讨，而养生者又不可以不知也。予交讱庵久，尊酒论文之暇，辄及医旨，殆于其间有玄解乎？近以本草一帙示予，盖荟蕞诸家，而手自裁定者也。名曰《备要》，征序于予。予知其非以予言重，以予稍解此中意旨耳。夫本草大者，莫如《纲目》，谓其类多而难穷也；小本莫如《汤液》，又未免失之稍略。即余小刻医学五种，其一为《本草十剂》，盖推徐氏之说而扩充之，但与《方解》相表里，而于婴儿、疡科药则未之及。兹本精于搜逸，严于树裁，于《汤液》则补其

---

① 原叙：还读斋增订本无，据初刊本补。

阙略，于《纲目》则汰其繁芜，益以《经疏》诸书，使义类昭著，文约而指博，以云“备要”，亶其然乎！是书行世，则从来诸家别刻，皆可废览矣。嗟乎！使讱庵得行其志，将跻民生于仁寿。其见诸事功者，曷止如是。今伏处衡茅，仅着方书以寄意，然其惓惓博济之心则一也，是则讱庵之为讱庵也夫。

康熙癸亥夏月眷同学弟陈丰拜撰 陈丰之印 来章印

# 原自叙[1]

医学之要，莫先于切脉。脉候不真，则虚实莫辨，攻补妄施，鲜不夭人寿命者。其次则当明药性，如病在某经当用某药，或有因此经而旁达他经者。是以补母泻子，扶弱抑强，义有多端，指不一定。自非兼贯博通，析微洞奥，不但呼应不灵，或反致邪失正。先正云：用药如用兵，诚不可以不慎也。古今著本草者，无虑数百家。其中精且详者，莫如李氏《纲目》，考究渊博，指示周明，所以嘉惠斯人之心，良云切至。第卷帙浩繁，卒难究殚，舟车之上，携取为艰，备则备矣，而未能要也。他如《主治指掌》、《药性歌赋》，聊以便初学之诵习，要则要矣，而未能备也。近如《蒙筌》、《经疏》，世称善本。《蒙筌》附论，颇著精义，然文拘对偶，辞太繁缛，而阙略尚多；《经疏》发明主治之理、制方参互之义，又著简误以究其失，可谓尽善，然未暇详地道、明制治、辨真赝，解处偶有傅会，常品时多芟黜，均为千虑之一失。余非岐黄家，而喜读其书。三余之

① 原自叙：据还读斋初刊本补。

暇，特裒诸家本草，由博返约，取适用者凡四百品，汇为小帙。某药入某经、治某病，必为明其气味、形色所以主治之由，间附古人畏恶兼施、制防互济、用药深远之意，而以土产、修治、畏恶附于后，以十剂宣通补泻冠于前。既著其功，亦明其过，使人开卷了然，庶几用之不致舛误。以云备则已备矣，以云要则又要矣。通敏之士，由此而究图焉。医学之精微，可以思过半矣。题曰《本草备要》，用以就正于宗工焉。

康熙癸亥夏月休阳訒庵汪昂题于延禧堂

# 增订本草备要凡例

一、注本草者，当先注病症。不然，病之未明，药于何有？从前作者罕明斯义，第云某药入某经治某病而已。浅术视之，盖茫如也。唯李氏《纲目》，裒集诸家，附著论说，间及病源；《经疏》因之，释药而兼释病，补前人之未备，作后学之指南。兹集祖述二书，更加增订。药性病情，互相阐发，以便资用。若每处皆释，则重复烦琐，反生厌渎。故前后间见，或因药论辨，读者汇观而统会之可也。

一、药品主治，诸家析言者少，统言者多。如治痰之药，有治燥痰者，有治湿痰者，诸书第以除痰概之；头痛之药，有治内伤头痛者，有治外感头痛者，诸书唯言治头痛而已。此皆相反之症，未可混施。举此二端，其余可以类推矣！又每药之下，止言某病宜用，而不言某病忌用，均属阙略。兹集并加详注，庶无贻误。

一、每药先辨其气味形色，次著其所入经络，乃为发明其功用，而以主治之症，具列于后。其所以主治之理，即在前功用之中，不能逐款细注，读者详之。

一、徐之才曰：药有宣上升下行曰宣、通、补、泻、涩、滑、燥、湿湿即润也、轻、重十种，是药之大体，而《本经》不言，后人未述。凡用药者，审而详之，则靡所遗失矣。今为分阐，以冠于诸药之首此十剂也。陶弘景加寒热二剂，兹不具述。然本集燥剂，即陶氏之热剂，通剂乃徐氏之燥剂，而寒剂则多寓于泻剂也。

一、药品主治，已注明入某脏某腑者，则不更言入某经络，以重复无用也。

一、药品稍逝遐僻者，必详其地道形色。如习知习见之药，则不加详注。

一、阴阳、升降、浮沉，已详于“药性总义”中，故每品之下，不加重注。

一、主治要义及诸家名论用“○”，病症用“◺”，药名汤头用“——”。顶上十剂用“⬯”。

一、药内间附古方，便人施用。如方药俱全者，则于方名加“——”。如有方无药者，则方名不用“—”。

一、药目次第，每药稍从其类，以便查阅。

一、先哲名言，有言以人重者、有人以言重者，须当仍其名氏，庶乎后学知所禀承，或是或非，有可裁断矣。奈何医集之中，率掠古人之言，混入已作，使读者苍黄莫辨、泾渭难分。习俗移人，贤者不免。甚有合数人之言，砌掇成篇，首尾欠贯，词意多乖。以故医学每鲜佳编，良深慨息。本集采用诸家，悉存原名，使可考据。间有删节数行数句者，以限于尺幅也；有增改数句数字者，务畅其文义也；亦有录其言而未悉其名氏者，以藏书既寡，目力不充，难于尽考也。或时附入鄙见，必加“昂按”二字，以听时贤之论定。其间旁搜远讨，义图贯通，取要删繁，词归雅饬，庶几豁观者之心目云耳。

一、是书篇章虽约，多有补《纲目》、《经疏》之所未备者，故曰备也。

一、药有气味、形色、经络、主治、功用、禁忌数端，《药性歌赋》虽便记诵，然限于字句，又须用韵，是以不能详括。兹集文无一定，药小者语简，药大者词繁。然皆各为杼轴，煅炼成章，使人可以诵读。若以本文另誊，尤便诵习。

一、《本草》一书，读之率欲睡欲卧，以每药之下，所注者不过脏腑、经络、甘酸苦涩、寒热温平、升降浮沉、病候、主治而已。未尝阐发其理，使读之者有义味可咀嚼也。即如《证类》诸本，采集颇广，又以众说繁芜，观者罔所折衷也。是编主治之理，务令详明；取用之宜，期于确切。言畅意晰，字少义多，作者颇费匠心，读者幸毋忽视。

一、是书将成，始见武林皇甫嵩所著《本草发明》。乃万历戊寅年刻。其书加倍于余，其用意颇与余同。始叹前人亦有先得我心者。其印板业已模糊，亦当时脍炙之书也。世未有翻行者，特表明之[1]。

一、是书之作，不专为医林而设。盖以疾疢人所时有，脱或处僻小之区，遇庸劣之手，脉候欠审，用药乖方，而无简便方书与之较证，鲜有不受其误者。是以特著此篇，兼辑《医方集解》一书，相辅而行。篇章虽

① 是书……明之：原无，据还读斋初刊本补。

约，词旨详明。携带不难，简阅甚便。倘能人置一本，附之箧笥，以备缓急，亦卫生之一助。有识之士，当不以愚言为狂谬也。

一、昂自壮立之年，便弃制举。蹉跎世变，念著书作诗，无当人意，只堪覆瓿，难以垂远。然禽鹿视息，无所表见，窃用疚心，故疲精瘁神，著辑方书数种，以为有当于民生日用之实。且集诸家大成，贯穿笺释，或可有功前贤，嘉惠来世。易世之后，倘有嗜吾书而为重梓者，庶能传之久远，此区区立言之意也。

一、是书之作，因阅过伯龄《围棋四子谱》而师其意。盖围棋之谱，自唐宋至今，千有余载。然必如伯龄之谱，有议论、有变换，而后围棋之妙显。本草自《本经》而下，不啻数百千家。然率言其气味主治，而无义味可寻。必须为之字笺句释，明体辨用，而后药性之功全。盖士生千载之后，贵能取前人之言，寸衡铢称，抉髓抡精，庶几有集成之益，无缺略之讥也。故拙著《内经》、《本草》、《方解》、《汤头》数书，皆另为体裁，别开径路，以发前贤未竟之旨，启后人便易之门。窃谓于医学颇有阐微廓清之力，读者倘能鉴别，斯不虚老人之苦心焉耳。

一、拙著《医方集解》，卷帙稍繁，不便携带。故更束为歌括，附于本草之末。使行旅可以轻赍，缓急便于取用。

讱庵汪昂漫识

# 目录

# 增订本草备要



## 药性总义

凡药酸属木入肝、苦属火入心、甘属土入脾、辛属金入肺、咸属水入肾，此五味之义也。

凡药青属木入肝、赤属火入心、黄属土入脾、白属金入肺、黑属水入肾，此五色之义也。

凡药酸者能涩能收、苦者能泻能燥能坚、甘者能补能和能缓、辛者能散能润能横行、咸者能下能耎【耎，音软】坚、淡者能利窍能渗【渗，音惨，去声】泄，此五味之用也。

凡药寒热温凉，气也；酸苦甘辛咸，味也。气为阳、味为阴。气厚者阳中之阳，薄者阳中之阴；味厚者阴中之阴，薄者阴中之阳。气薄则发泄表散，厚则发热温燥；味厚则泄降泻，薄则通利窍渗湿。辛甘发散为阳，酸苦涌泄为阴，咸味涌泄为阴，淡味渗泄为阳。轻清升浮为阳，重浊沉降为阴。阳气出上窍，阴味出下窍。清阳发腠理，浊阴走五脏。清阳实四肢，浊阴归六腑。此阴阳之义也。

凡药轻虚者浮而升，重实者沉而降。味薄者升而生象春，气薄者降而收象秋，气厚者浮而长象夏，味厚者沉而藏象冬，味平者化而成象土。气厚味薄者浮而升，味厚气薄者沉而降，气味俱厚者能浮能沉，气味俱薄者可升可降。酸咸无升，辛甘无降。寒无浮，热无沉。此升降浮沉之义也。李时珍曰：升者引之以咸寒，则沉而直达下焦；沉者引之以酒，则浮而上至巅顶。一物之中，有根升梢降，生升熟降者，是升降在物亦在人也。

凡药根之在土中者，半身以上则上升，半身以下则下降。以生苗者为根，以入土者为梢。上焦用根，下焦用梢。半身以上用头，中焦用身，半身以下用梢。虽一药而根梢各别，用之或差，服亦罔效。药之为枝者达四肢，为皮者达皮肤，为心、为干者内行脏腑。质之轻者上入心肺，重者下入肝肾。中空者发表，内实者攻里。枯燥者入气分，润泽者入血分。此上下内外，各以其类相从也。

凡药色青、味酸、气臊、性属木者，皆入足厥阴肝、足少阳胆经；肝与胆相表里，胆为甲木，肝为乙木。色赤、味苦、气焦、性属火者，皆入手少阴心、手太阳小肠经；心与小肠相表里，小肠为丙火，心为丁火。色黄、味甘、气香、性属土者，皆入足太阴脾、足阳明胃经；脾与胃相表里，胃为戊土，脾为己土。色白、味辛、气腥、性属金者，皆入手太阴肺、手阳明大肠经；肺与大肠相表里，大肠为庚金，肺为辛金。色黑、味咸、气腐、性属水者，皆入足少阴肾、足太阳膀胱经。肾与膀胱相表里，膀胱为壬水，肾为癸水。凡一脏配一腑，腑皆属阳，故为甲丙戊庚壬；脏皆属阴，故为乙丁己辛癸也。十二经中，惟手厥阴心包、手少阳三焦经无所主，其经通于足厥阴、少阳。厥阴主血，诸药入肝经血分者，并入心包；少阳主气，诸药入胆经气分者，并入三焦。命门相火，散行于胆、三焦、心包络，故入命门者，并入三焦。此诸药入诸经之部分也。

药有相须者，同类而不可离也；如黄柏、知母、破故纸、胡桃之类。相使者，我之佐使也；相恶者，夺我之能也；相畏者，受彼之制也；相反者，两不可合也；相杀者，制彼之毒也，此异同之义也。



肝苦急血燥故急，急食甘以缓之；肝欲散，木喜条达。急食辛以散之；以辛补之，以酸泻之。以散为补，以敛为泻。心苦缓，缓则散逸。急食酸以收之；心欲软，急食咸以软之；以咸补之，按：水能克火，然心以下交于肾为补，取既济之义也。以甘泻之。脾苦湿，急食苦以燥之；脾欲缓舒和，急食甘以缓之；以甘补之，以苦泻之。肺苦气上逆，火旺克金。急食苦以泻之；肺欲收，急食酸以收之；以酸补之，以辛泄之。肾苦燥，急食辛以润之；肾欲坚，坚固则无狂荡之患。急食苦以坚之；以苦补之，以咸泻之。此五脏补泻之义也。

风淫于内，治以辛凉，佐以苦甘，以甘缓之，以辛散之。风属木，辛为金，金能胜木，故治以辛凉。过辛恐伤真气，故佐以苦甘，苦胜辛，甘益气也。木性急，故以甘缓之。木喜条达，故以辛散之。热淫于内，治以咸寒，佐以苦甘，以酸收之，以苦发之。水胜火，故治以咸寒。甘胜咸，佐之所以防其过，必甘苦者，防咸之过，而又以泻热气作实也。热淫，故以酸收之；热结，故以苦发之。湿淫于内，治以苦热，佐以酸淡，以苦燥之，以淡泄之。湿为土气，苦热皆能燥湿，淡能利窍渗湿。用酸者，木能制土也。火淫于内，治以咸冷，佐以苦辛，以酸收之，以苦发之。相火，畏火也，故治以咸冷。辛能滋润，酸能收敛，苦能泄热，或从其性而升发之也。燥淫于内，治以苦温，佐以甘辛，以苦下之。燥属金，苦属火，火能胜金，故治以苦温。甘能缓，辛能润，苦能下，故以为佐也。寒淫于内，治以甘热，佐以苦辛，以咸泻之，以辛润之，以苦坚之。土能制水，热能胜寒，故治以甘热。苦而辛，亦热品也。伤寒内热者，以咸泻之；内燥者，以辛润之。苦能泻热而坚肾，泻中有补也。此六淫主治各有所宜，故药性宜明而施用贵审也。

人之五脏应五行，金木水火土，子母相生。《经》曰：虚则补其母，实则泻其子。又曰：子能令母实。如肾为肝母，心为肝子，故入肝者，并入肾与心；肝为心母，脾为心子，故入心者，并入肝与脾；心为脾母，肺为脾子，故入脾者，并入心与肺；脾为肺母，肾为肺子，故入肺者，并入脾与肾；肺为肾母，肝为肾子，故入肾者，并入肺与肝。此五行相生，子母相应之义也。

酸伤筋，敛则筋缩。辛胜酸；苦伤气，苦能泻气。咸胜苦；甘伤肉，酸胜甘；辛伤皮毛，疏散腠理。苦胜辛；咸伤血，咸能渗泄。甘胜咸。此五行相克之义也。

酸走筋，筋病毋多食酸，筋得酸，则拘挛收引益甚也。苦走骨，骨病毋多食苦，骨得苦，则阴益甚，重而难举也。甘走肉，肉病毋多食甘，肉得甘，则壅气胪肿益甚也。辛走气，气病毋多食辛，气得辛，则散而益虚也。咸走血，血病毋多食咸，血得咸，则凝涩而口渴也咸能渗泄津液。此五病之所禁也。

多食咸，则脉凝泣涩而变色；脉即血也，心合脉。水克火。多食苦，则皮槁而毛拔；肺合皮毛。火克金。多食辛，则筋急而爪枯；肝合筋，爪者筋之余。为金克木。按：肝喜散，故辛能补肝，惟多则为害。多食酸，则肉胝䐢而唇揭；脾合肉，其华在唇。水克土。胝音支，皮厚也。多食甘，则骨痛而发落。肾合骨，其华在发。土克水。此五味之所伤也。

药之为物，各有形、性、气、质。其入诸经，有因形相类者，如连翘似心而入心，荔枝核似睾丸而入肾之类。有因性相从者，如属木者入肝，属水者入肾。润者走血分，燥者入气分。本天者亲上，本地者亲下之类。有因气相求者，如气香入脾，气焦入心之类。有因质相同者。如药之头入头，干入身，枝入肢，皮行皮。又如红花、苏木，汁似血而入血之类。自然之理，可以意得也。

药有以形名者，人参、狗脊之类是也；有以色名者，黄连、黑参之类是也；有以气名者，豨莶、香薷之类是也；有以味名者，甘草、苦参之类是也；有以质名者，石膏、石脂、归身、归尾之类是也；有以时名者，夏枯、款冬之类是也；有以能名者，何首乌、骨碎补之类是也。

凡药火制四：煅、煨、炙、炒也；水制三：浸、泡、洗也；水火共制二：蒸、煮也。酒制升提，姜制温散。入盐走肾而软坚，用醋注肝而收敛。童便制，除劣性而降下；米泔制，去燥性而和中。乳制润枯生血，蜜制甘缓益元。陈壁土制，借土气以补中州；面裹曲制，抑酷性勿伤上膈。乌豆、甘草汤渍，并解毒致令平和；

羊酥、猪脂涂烧，咸渗骨容易脆断。去穰者免胀，去心者除烦。此制治各有所宜也。

药之为用，或地道不真，则美恶迥别；或市肆饰伪，则气味全乖。或收采非时，则良楛异质；或头尾误用，则呼应不灵。或制治不精，则功力大减。用者不察，愿归咎于药之罔功。譬之兵不精练，思以荡寇克敌，适以覆众舆尸也。治疗之家，其可忽诸？

《千金》云：凡药须治择熬炮毕，然后秤用，不得生秤。湿润药皆先增分两，燥乃秤之。

# 增订本草备要

## 卷之一


休宁　汪　昂讱庵著辑
弟汪　桓殿武参订
同学郑曾庆赞寰同订
男汪　端其两
侄汪惟宠予锡
侄婿仇　澐天一同较

# 卷之一



## 草　　部

### 黄　耆 补气、固表，生亦泻火

甘，温。生用固表，无汗能发，有汗能止。丹溪云：黄耆大补阳虚自汗，若表虚有邪，发汗不出者，服此又能自汗。【朱震亨，号丹溪，著《本草补遗》。】温分肉，实腠理，泻阴火，解肌热。炙用补中，益元气，温三焦，壮脾胃。脾胃一虚，土不能生金，则肺气先绝。脾胃缓和，则肺气旺而肌表固实。补中即所以固表也。生血生肌，气能生血，血充则肉长，《经》曰血生肉。排脓内托，疮痈圣药。毒气化则成脓，补气故能内托。痈疽不能成脓者，死不治，毒气盛而元气衰也。痘证亦然。痘症不起，阳虚无热者宜之。新安汪机治痘症虚寒不起，用四君子汤加黄耆、紫草多效。间有枯萎而死者，自咎用药之不精，思之至忘寝食。忽悟曰：白术燥湿，茯苓渗水，宜痘浆之不行也。乃减去二味，加官桂、糯米，以助其力，因名保元汤。人参、白术、茯苓、甘草，名四君子汤。【汪机，号石山，著《本草会编》。】王好古曰：黄耆实卫气，是表药；益脾胃，是中州药；治伤寒尺脉不至，补肾元，是里药。【王好古，号海藏，著《汤液本草》。】甄权谓其补肾者，气为水母也。【甄权，著《药性论》。】《日华》谓其止崩带者，气盛则无陷下之忧也。【日华，著《大明本草》。】《蒙筌》曰，补气药多，补血药亦从而补气；补血药多，补气药亦从而补血。益气汤虽加当归，因势寡，功被参、耆所据；补血汤数倍于当归，亦从当归所引而补血。黄耆一两，当归二钱，名补血汤。气药多而云补血者，气能生血，又有当归为引也。表旺者不宜用，阴虚者宜少用，恐升气于表，而里愈虚矣。【陈嘉谟，著《本草蒙筌》。】

为补药之长，故名耆。俗作芪。皮黄肉白，坚实者良。入补中药槌扁，蜜炙。达表生用。或曰补肾及治崩带淋浊，宜盐水浸炒。昂按：此说非也。前证用黄耆，非欲抑黄耆使入肾也，取其补中升气，则肾受荫，而带浊崩淋自止。即日华"气盛自无陷下之忧"也。有上病而下取，有下病而上取，补彼经而益及此经者，此类是也。茯苓为使，恶龟甲、白鲜皮，畏防风。东垣曰：黄耆得防风，其功益大，乃相畏而更以相使也。【李东垣，著《用药法象》。】

## 甘草 有补有泻、能表能里、可升可降

味甘。生用气平，补脾胃不足而泻心火。火急甚者，必以此缓之。炙用气温，补三焦元气而散表寒。入和剂则补益，入汗剂则解肌，解退肌表之热。入凉剂则泻邪热，白虎汤、泻心汤之类。入峻剂则缓正气，姜、附加之，恐其僭上；硝、黄加之，恐其峻下，皆缓之之意。入润剂则养阴血。炙甘草汤之类。能协和诸药，使之不争。生肌止痛，土主肌肉，甘能缓痛。通行十二经，解百药毒，凡解毒药，并须冷饮，热则不效。小儿初生，拭去口中恶血，绵渍汁令咂之，能解胎毒。故有国老之称。中满症忌之。甘令人满。亦有生用为泻者，以其能引诸药至于满所。《经》云：以甘补之，以甘泻之是已。故《别录》、甄权并云除满，脾健

运则满除也。【陶弘景，著《名医别录》，发明药性。】仲景治痞满，有甘草泻心汤。又甘草得茯苓，则不资满，而反泄满。

大而结者良。补中炙用，泻火生用。达茎中肾茎用梢。梢止茎中痛，淋浊症用之。白术、苦参、干漆为使，恶远志，反大戟、芫花、甘遂、海藻。然亦有并用者。胡洽治痰癖，十枣汤加甘草。东垣治结核，与海藻同用。丹溪治劳瘵，莲心饮与芫花同行。非妙达精微者，不知此理。十枣汤，芫花、甘遂、大戟等分，枣十枚，仲景治伤寒表已解，心下有水气、喘咳之剂。时珍曰：甘草外赤中黄，色兼坤离；味浓气薄，资全土德。协和群品，有元老之功；普治百邪，得王道之化。赞帝力而人不知，参神功而己不与，可谓药中之良相也。昂按，甘草之功用如是，故仲景有甘草汤、甘草芍药汤、甘草茯苓汤、炙甘草汤，以及桂枝、麻黄、葛根、青龙、理中、四逆、调胃、建中、柴胡、白虎等汤，无不重用甘草，赞助成功。即如后人益气、补中、泻火、解毒诸剂，皆倚甘草为君。必须重用，方能建效，此古法也。奈何时师每用甘草不过二三分而止，不知始自何人。相习成风，牢不可破，殊属可笑。附记以正其失。

### 人　参大补元气，生亦泻火

生：甘、苦，微凉。甘补阳，微苦、微寒，又能补阴。熟：甘，温。大补肺中元气，东垣曰：肺主气，肺气旺，则四脏之气皆旺，精自生而形自盛。《十剂》曰：补可去弱，人参、羊肉之属是也。人参补气，羊肉补形。泻火，得升麻补上焦，泻肺火；得茯苓补下焦，泻肾火；得麦冬泻火而生脉；得黄耆、甘草，乃甘温退大热。东垣曰：参、耆、甘草，泻火之圣药，合用名黄耆汤。按烦劳则虚而生热，得甘温以益元气，而邪热自退，故亦谓之泻。益土，健脾。生金。补肺。明目，开心益智，添精神，定惊悸，邪火退，正气旺，则心肝宁而惊悸定。除烦渴，泻火故除烦，生津故止渴。通血脉，气行则血行。贺汝瞻曰：生脉散用之者，以其通经活血，则脉自生也。古方解散药、行表药多用之，皆取其通经而走表也。破坚积，气运则积化。消痰水。气旺则痰行水消。治虚劳内伤，伤于七情六欲、饮食作劳为内伤；伤于风寒暑湿为外感。如内伤发热，时热时止；外感发热，热甚无休。内伤恶寒，得暖便解；外感恶寒，絮火不除。内伤头痛，乍痛乍歇；外感头痛，连痛无停。内伤则手心热，外感则手背热。内伤则口淡无味，外感则鼻塞不通。内伤则气口脉盛，多属不足，宜温、宜补、宜和；外感则人迎脉盛，多属有余，宜汗、宜吐、宜下。盖左人迎主表，右气口主里也。昂按：东垣辨内伤外感最详，恐人以治外感者治内伤也。今人缘东垣之言，凡外伤风寒、发热咳嗽者，概不轻易表散，每用润肺退热药，间附秦艽、苏梗、柴胡、前胡一二味，而羌活、防风等绝不敢用。不思秦艽阳明药，柴胡少阳药，于太阳有何涉乎？以致风寒久郁，嗽热不止，变成虚损，杀人多矣。此又以内伤治外感之误也。附此正之。发热自汗，自汗属阳虚，盗汗属阴虚。亦有过服参耆而汗反甚者，以阳盛阴虚，阳愈补而阴愈亏也。又宜清热养血而汗自止。多梦纷纭，呕哕反胃，虚咳喘促，《蒙筌》曰：歌有"肺热还伤肺"之句。惟言寒热，不辨虚实。若肺中实热者忌之，虚热者服之何害？又曰：诸痛无补法，不用参、耆。若久病虚痛，何尝忌此耶？疟痢滑泻，始痢宜下，久痢宜补。治疟意同。丹溪曰：叶先生患痢后甚逼迫，正合承气症。予曰气口脉虚，形虽实而面黄白，必过饱伤胃，与参、术、陈、芍十余帖。三日后胃气稍完，再与承气汤二帖而安。又曰：补未至而下，则病者不能当；补已至而弗下，则药反添病。匪急匪徐，其间间不容发，噫！微哉。昂按：此先补后下法之变者也。非胸有定见者，不可轻用，然后学亦宜知之。大承气汤：大黄、芒硝、枳实、厚朴。淋沥胀满，《发明》云：胸胁逆满，由中气不足作胀者，宜补之而胀自除，《经》所谓塞因塞用也。俗医泥于作饱，不敢用。不知少服反滋壅，多服则宣通，补之正所以导之也。【皇甫嵩，著《本草发明》。】中暑、中风，及一切血证。东垣曰：古人治大吐血，脉芤【芤，音抠】洪者，并用人参。脱血者先益其气，盖血不自生，须得生阳气之药乃生，阳生则阴长之义也。若单用补血药，血无由而生矣。凡虚劳吐血，能受补者易治，不能受补者难治。

黄润紧实，似人形者良。去芦用。补剂用熟，泻火用生。炼膏服，能回元气于无何有之乡。有火者，天冬膏对服。参生时背阳向阴，不喜风日。宜焙用，忌铁。茯苓为使，畏五灵脂，恶皂荚、黑豆、紫石英、人溲、咸卤，反藜芦。言闻曰：东垣理脾胃、泻阴火，交泰丸内用人参、皂荚，是恶而不恶也。古方疗月闭，四物汤加人参、五灵脂，是畏而不畏也。又疗痰在胸膈，人参、藜芦同用，而取其涌越，是激其怒性也。非洞奥达权者不能知。

人参芦：能涌吐痰涎。体虚人用之，以代瓜蒂。丹溪曰：人参入手太阴，补阳中之阴；芦反能泻太阴之阳，亦犹麻黄根、苗不同。痰在上膈、在经络，非吐不可，吐中就有发散之义。一妇性躁、味厚，暑月因怒而病呃，作则举身跳动，昏不知人。其人形气俱实，乃痰因怒郁，气不得降，非吐不可。

以参芦半两，逆流水煎服，吐顽痰数碗，大汗昏睡而安。

### 沙　参补阴、泻肺火

甘、苦，微寒。味淡体轻，专补肺气。清肺养肝，兼益脾肾。脾为肺母，肾为肺子。久嗽肺痿，金受火克者宜之，寒客肺中作嗽者勿服。人参补五脏之阳，沙参补五脏之阴。肺热者用之，以代人参。

似人参而体轻松，白实者良。生沙地者长大，生黄土者瘦小。恶防己，反藜芦。北地真者难得。郑奠一曰：能疗胸痹、心腹痛、邪热结气，皮肤游风、疥癣、恶疮、疝气、崩带。

### 丹　参补心、生血、去瘀

气平而降，《本经》微寒。弘景曰：性应热。味苦、色赤。入心与包络。破宿血，生新血，瘀去然后新生。安生胎，养血。堕死胎，去瘀。调经脉，风寒湿热，袭伤营血，则经水不调。先期属热，后期属寒。又有血虚、血瘀、气滞、痰阻之不同。大抵妇人之病，首重调经，经调则百病散。除烦热。功兼四物，一味丹参散，与四物汤同。为女科要药。治冷热劳，骨节痛，风痹不随，手足缓散，不随人用。《经》曰：足受血而能步，掌受血而能握。肠鸣腹痛，崩带癥瘕，音征加。癥者有块可徵，瘕者假也，移动聚散无常。皆血病。血虚血瘀之候。又治目赤，疝痛，疮疥，肿毒，排脓生肌。郑奠一曰：丹参养神定志，通利血脉，实有神验。

畏咸水，忌醋，反藜芦。

## 玄　参补水、泻无根之火

苦、咸，微寒。色黑入肾。能壮水以制火，散无根浮游之火，肾水受伤，真阴失守，孤阳无根，发为火病。益精明目，利咽喉，通二便。治骨蒸传尸，伤寒阳毒发斑，亦有阴症发斑者，懊憹、郁闷不舒。烦渴，温疟洒洒，喉痹咽痛，本肾药而治上焦火症，壮水以制火也。肾脉贯肝膈，入肺中，循喉咙，系舌本。肾虚则相火上炎，此喉痹、咽肿、咳嗽、吐血之所由来也。潮热骨蒸，亦本于此。【此与黄耆能治下焦带、浊、崩、淋同义。】瘰疬结核，寒散火，咸软坚。痈疽鼠瘘音漏。脾虚泄泻者忌用。

蒸过焙用，勿犯铜器。恶黄耆、山茱萸、姜、枣，反藜芦。

## 白　术补脾、燥湿

苦燥湿，《经》曰：脾苦湿，急食苦以燥之。甘补脾，温和中。在血补血，在气补气。同血药则补血，同气药则补气。无汗能发，有汗能止。湿从汗出，湿去汗止。止汗同耆、芍之类，发汗加辛散之味。燥湿则能利小便，生津液，既燥湿而又生津，何也？汪机曰：脾恶湿，湿胜则气不得施化，津何由生？用白术以除其湿，则气得周流，而津液生矣。【汪机，著《本草会编》。】止泄泻，凡水泻，湿也；腹痛肠鸣而泻，火也。【水火相激则肠鸣。】痛甚而泻，泻而痛减者食也。完谷不化气虚也。在伤寒下利，则为邪热不杀谷也。久泻名脾泄，肾虚而命火衰，不能生土也。有积痰壅滞，肺气不能下降，大肠虚而作泻者宜豁痰。有伤风泄泻者宜散风。如脾虚湿泻者宜白术。凡治泻，丸散优于汤剂。消痰水肿满，黄疸湿痹。

补脾则能进饮食，祛劳倦，脾主四肢，虚则四肢倦怠，止肌热脾主肌肉。化癥癖。同枳实则消痞，一消一补，名枳术丸，荷叶烧饭为丸，脾运则积化也。和中则能已呕吐，定痛安胎。同黄芩则安胎，黄芩除胃热，白术补脾，亦除胃热，利腰脐间血。盖胎气系于脾，脾虚则蒂无所附，故易落。利腰脐血者，湿除则血气流行也。血燥无湿者禁用。能生脓作痛，溃疡忌之。补气故也，凡胀满者忌用。白术闭气，然亦有塞因塞用者。

肥白者出浙地，名云头术；燥白者出宣、歙，名狗头术，差胜于浙。用糯米泔浸，借谷气以和脾。陈壁土炒。借土气以助脾。或蜜水炒，人乳拌用。润以制其燥，《千金方》云：有人病牙齿长出口，艰于饮食者，名髓溢，单用白术愈。

### 苍　术补脾燥湿，宣，升阳散郁

甘，温，辛烈。燥胃强脾，发汗除湿，能升发胃中阳气，东垣曰：雄壮上行，能除湿，下安太阴，使邪气不传入脾。止吐泻，逐痰水，许叔微云：苍术能治水饮之澼囊。盖燥脾以去湿，崇土以填科臼。用苍术一斤，大枣五十枚，去皮捣，油麻半两，水二盏研，滤汁和丸，名神术丸。丹溪曰：实脾土，燥脾湿，是治痰之本。消肿满，辟恶气，辟一切岚瘴、邪恶、鬼气，暑湿月，焚之佳。《夷坚志》云：有士人游西湖，遇一女子，明艳动人，重币求之不得。又五年重寻旧游，怅然空返。忽遇女子，士欣然并行。过旅馆，留半岁，将议偕逝。女曰：向自君去，忆念之苦，感疾而亡，今非人也。但君侵阴气深，当暴泻，宜服平胃散，以补安精血。士惊惋曰：药味皆平，何得取效？女曰：中有苍术除邪气，乃为上品也。散风寒湿，为治痿要药。阳明虚则宗筋纵弛，带脉不引，故痿躄。苍术阳明经药。《经》曰：治痿独取阳明。合黄柏为二妙散，加牛膝名三妙散。又能总解痰、火、气、血、湿、食六郁，丹溪曰：诸郁皆因传化失常，气不得升降。病在中焦。将欲升之，必先降之；将欲降之，必先升之。越鞠丸用苍术、香附。苍术能径入诸经，疏泄阳明之湿，通行敛涩；香附乃阴中快气之药。一升一降，故郁散而平。及脾湿下流，肠风带浊。带浊赤者，湿伤血分，从心、小肠来；白者，湿伤气分，从肺、大肠来。并有寒热二症，亦有因痰而带浊者，宜二陈加二术、升、柴。燥结多汗者忌用。南阳文氏，值乱逃壶山，饥困，有人教饵术，遂不饥。数十年后归家，颜色更少，气力转健。术，一名山精，一名山姜。《导仙录》曰：子欲长生，当服山精。子欲轻翔，当服山姜。昂按：苍术善发汗，安能长远服食？文氏仙录之说，要亦方书夸张之言也。

出茅山，坚小有朱砂点者良。糯米泔浸，焙干，同芝麻炒，以制其燥。二术皆防风、地榆为使，主治略同，第有止汗、发汗之异。古文本草不分苍、白。陶隐君即弘景言有两种，始各施用。

## 萎　蕤平补而润、去风湿

甘，平。补中益气，润心肺，悦颜色，除烦渴。治风淫湿毒，目痛眦烂风湿，寒热痁疟，痁，诗廉切，亦疟也。中风暴热，不能动摇，头痛腰痛，凡头痛不止者属外感，宜发散；乍痛乍止者属内伤，宜补虚。又有偏头痛者，左属风与血虚，右属痰热与气虚。腰痛亦有肾虚、气滞、痰积、血瘀、风寒、湿热之不同。凡挟虚、挟风湿者，宜萎蕤。茎寒自汗，一切不足之症。用代参、耆，不寒不燥，大有殊功。昂按：萎蕤温润甘平，中和之品。若蜜制作丸，服之数斤，自有殊功，与服何首乌、地黄者，同一理也。若仅加数分于煎剂，以为可代参、耆，则失之远矣。大抵此药性缓，久服方能见功，而所主者多风湿、虚劳之缓症，故臞仙以之服食，南阳用治风温，《千金》、《外台》亦间用之，未尝恃之为重剂也。若急虚之症，必须参、耆，方能复脉回阳，斯时即用萎蕤斤许，亦不能敌参、耆数分也。时医因李时珍有可代参、耆之语，凡遇虚症，辄加用之，曾何益于病者之分毫哉？拙著《方解》，欲采萎蕤古方可以入补剂者，终不可得，则古人之罕用，亦可见矣。

似黄精而差小，黄白多须。二药功用相近，而萎蕤更胜。竹刀刮去皮、节，蜜水或酒浸蒸用。畏咸卤。陶弘景曰：《本经》有女萎、无萎蕤，《别录》有萎蕤、无女蕤，功用正同，疑名异尔。

## 黄　精平补而润

甘，平。补中益气，安五脏，益脾胃，润心肺，填精髓，助筋骨，除风湿，下三虫。以其得坤土之精粹，久服不饥。气满则不饥。脂川有人虐使婢，婢逃入山，拔草根食之甚美，久食不饥。夜宿树下，见草动疑为虎，上树避之，及晓而下，凌空若飞鸟。家人採薪见之，告其主，设网捕不得。或曰：此岂有仙骨？不过服食灵药耳！遂设酒馔于路，果来食之。食讫遂不能去。擒而询之，指所食之草，乃黄精也。

俗名山生姜，九蒸九晒用。仙家以为芝草之类，服之长生。

## 狗　脊平补肝肾

苦坚肾，甘益血，能强肝。温养气。治失溺不节肾虚，脚弱腰痛，寒湿周痹。《经》曰：内不在脏腑，而外未发于皮，独居分肉之间，真气不能周，命曰周痹。除风虚，强机关，利俯仰。滋肾益肝，则骨健而筋强。

有黄毛如狗形，故曰金毛狗脊。去毛，切，酒拌蒸。萆薢为使。熬膏良。

## 石　斛平补脾肾，涩元气

甘、淡入脾，而除虚热；咸平入肾，而涩元气。益精，强阴，暖水脏，平胃气，补虚劳，壮筋骨。疗风痹脚弱，发热自汗，梦遗滑精，囊涩余沥。雷敩曰：石斛镇涎。昂按：石斛石生之草，体瘦无汁，味淡难出。置之煎剂，猝难见功。必须熬膏用之为良。

光泽如金钗，股短而中实。生石上者良，名金钗石斛。长而虚者名木斛，不堪用。去头、根，酒浸用。恶巴豆，畏僵蚕。细剉水浸，熬膏更良。

## 远　志补心肾

苦泄热，温壮气，辛散郁。主手少阴心，能通肾气，上达于心。强志益智，补精壮阳，聪耳明目，利九窍，长肌肉，助筋骨。治迷惑善忘，惊悸梦泄，能交心肾。时珍曰：远志入足少阴肾经，非心经药也。强志益精，故治健忘。盖精与志，皆藏于肾。肾精不足，则志气衰，不能上通于心，故健忘梦泄也。肾积奔豚，一切痈疽。酒煎服。《经疏》曰：痈疽皆从七情忧郁恼怒而得。远志辛能散郁。昂按：辛能散郁者多矣，何独远志？《三因》云：盖亦补肾之力耳。【缪希雍，著《本草经疏》。】

去心，甘草水浸一宿用。畏珍珠、藜芦，得茯苓、龙骨良。

## 石菖蒲宣，通窍、补心



辛、苦而温，芳香而散。补肝益心，开心孔，利九窍，明耳目，发音声。去湿逐风，除痰消积，开胃宽中。疗噤口毒痢，杨士瀛曰：噤口虽属脾虚，亦热闭胸膈所致。用木香失之温，山药失之闭，唯参苓白术散加菖蒲，米饮下，胸次一开，自然思食。【菖蒲、黍米酿酒，治一切风。】风痹惊痫，崩带胎漏，消肿止痛，解毒杀虫。李士材曰：《仙经》称为水草之精英，神仙之灵药。用泔浸、饭上蒸之，借谷气而臻于中和，真有殊常之效。又曰：芳香利窍，心脾良药，能佐地黄、天冬之属，资其宣导。若多用、独用，亦耗气血而为殃。【李士材，著《药性解》、《本草通玄》。】

根瘦节密，一寸九节者良。去皮，微炒用。秦艽为使，恶麻黄，忌饴糖、羊肉、铁器。

## 牛　膝补肝肾、泻恶血

苦、酸而平。足厥阴、少阴经药肝肾，能引诸药下行。酒蒸则甘酸而温，益肝肾，强筋骨，肝主筋，肾主骨。治腰膝骨痛，足痿筋挛，下行故理足，补肝则筋舒，血行则痛止。阴痿失溺，筋衰则阴痿，肾虚则失溺。久疟下痢，伤中少气。以上皆补肝肾之功。生用，则散恶血，破癥结，血行则结散。治心腹诸痛，淋痛尿血，热蓄膀胱，溺涩而痛曰淋。气淋便涩余沥，劳淋房劳即发，冷淋寒战后溲，膏淋便出如膏，石淋精结成石，尿血即血淋也。色鲜者，心与小肠实热；色瘀者，肾与膀胱虚冷。张子和曰：石淋乃肝经移热于胞中，日久熬煎成石，非肾与小肠病也。大法治淋宜通气、清心、平火、利湿。不宜用补，恐湿热得补增剧也。牛膝，淋症要药，血淋尤宜用之。杜牛膝亦可。【杜牛膝见后。】又有中气不足致小便不利者，宜补中益气，《经》所谓气化则能出是也。忌用淋药通之。经闭产难，下行之效。误用堕胎。喉痹齿痛，引火下行。痈肿恶疮，金疮伤折，以上皆散恶血之功。出竹木刺。捣烂罨之即出，纵疮口合，刺犹自出。然性下行而滑窍，梦遗失精及脾虚下陷，因而腿膝肿痛者禁用。

出西川及怀庆府，长大肥润者良。下行生用，入滋补药酒浸蒸。恶龟甲，畏白前，忌羊肉。

## 甘菊花宣，祛风热、补肺肾、明目

味兼甘、苦，性禀平和。备受四气，冬苗、春叶、夏蕊、秋花。饱经霜露，得金水之精居多，能益金水二脏，肺肾。以制火而平木。心肝。木平则风息，火降则热除，故能养目血，去翳膜。与枸杞相对，蜜丸久服，永无目疾。治头目眩运风热，散湿痹游风。

以单瓣、味甘者入药。花小味苦者，名苦薏，非真菊也。《牧竖闲谈》云：真菊延龄，野菊泻人。术、枸杞、地骨皮为使。黄者入阴分，白者入阳分，紫者入血分。可药可饵，可酿可枕，仙经重之。

## 五味子补肺肾、涩精气

性温。五味俱备，皮甘、肉酸、核中苦辛，都有咸味。

酸咸为多，故专收敛肺气而滋肾水。气为水母。《经》曰：肺欲收，急食酸以收之。好古曰：入手太阴血分，足少阴气分。益气生津，肺主气，敛故能益，益气故能生津。夏月宜常服，以泻火而益金。补虚明目，强阴涩精，仲景八味丸，加之补肾。盖内核似肾，象形之义。退热敛汗，止呕住泻，宁嗽定喘，感风寒而喘嗽者当表散，宜羌、防、苏、桔；痰壅气逆而喘嗽者当清降，宜二陈及苏子降气汤；水气逆而喘嗽者，宜小青龙半夏茯苓汤；气虚病久而喘嗽者，宜人参、五味。除烦渴，消水肿，解酒毒，收耗散之气，瞳子散大。嗽初起、脉数、有实火者忌用。丹溪曰：五味收肺气，非除热乎？补肾，非暖水脏乎？乃火热嗽必用之药，寇氏所谓食之多虚热者，收补之骤也。〇闵守泉每晨吞北五味三十粒，固精气，益五脏。

北产紫黑者良。入滋补药蜜浸蒸，入劳嗽药生用，俱槌碎核。南产色红而枯，若风寒在肺宜南者。苁蓉为使，恶萎蕤。熬膏良。

### 天门冬泻肺火、补肾水、润燥痰

甘，苦，大寒。入手太阴肺气分，清金降火，益水之上源，肺为肾母。下通足少阴肾。苦能坚肾，寒能去肾家湿热，故亦治骨痿。滋肾润燥，止渴消痰，《蒙筌》曰：肾主津液，燥则凝而为痰，得润剂则痰化，所谓治痰之本也。泽肌肤，利二便。治肺痿肺痈，肺痿者，感于风寒，咳嗽短气，鼻塞胸胀，久而成痿，有寒痿、热痿二症。肺痈者，热毒蕴结，咳吐脓血，胸中隐痛。痿重而痈稍轻，治痿宜养血补气、保肺清火。治痈宜泻热豁痰，开提升散。痈为邪实，痿为正虚，不可误治。吐脓吐血，苦泄血滞，甘益元气，寒止血妄行。痰嗽喘促，消渴嗌干，烦渴引饮，多食善饥，为消渴，由火盛津枯。足下热痛，虚劳骨蒸，阴虚有火之症。然性冷利，胃虚无热及泻者忌用。

取肥大明亮者，去心、皮，酒蒸。地黄、贝母为使，恶鲤鱼。二冬熬膏并良。天冬滋阴助元，消肾痰；麦冬清心降火，止上咳。



## 麦门冬 补肺清心、泻热润燥

甘、微苦，寒。清心润肺，东垣曰：入手太阴气分。强阴益精，泻热除烦，微寒能泻肺火，火退则金清，金旺则水生，阴得水养，则火降心宁而精益。消痰止嗽，午前嗽多属胃火，宜芩、连、栀、柏、知母、石膏；午后嗽及日轻夜重者，多属阴虚，宜五味、麦冬、知母、四物。行水生津。肺清则水道下行，故治浮肿；火降则肾气上腾，故又治消渴。治呕吐，胃火上冲则呕，宜麦冬。又有因寒、因食、因痰、因虚之不同。痿蹶，手足缓纵曰痿蹶。阳明湿热上蒸于肺，故肺热叶焦，发为痿蹶。《经疏》曰：麦冬实足阳明胃经之正药。客热虚劳，脉绝短气。同人参、五味，名生脉散。盖心主脉，肺朝百脉，补肺清心，则气充而脉复。又有脉绝将死者，服此能复生之。夏月火旺灼金，服之尤宜。东垣曰：人参甘寒，泻火热而益元气；麦冬苦寒，滋燥金而清水源；五味酸温，泻丙火而补庚金，益五脏之气也。【丙火，小肠；庚金，大肠，并主津液。】肺痿吐脓，血热妄行，经枯乳闭，明目悦颜益水清火。但性寒而泄，气弱胃寒人禁用。

肥大者良，去心用。入滋补药酒浸制其寒。地黄、车前为使，恶款冬、畏苦参、青葙、木耳。

**款冬花**润肺、泻热、止嗽

辛，温，纯阳。泻热润肺，消痰除烦，定惊明目。治咳逆上气，喘渴，肺虚挟火。喉痹，肺痿肺痈，咳吐脓血。为治嗽要药。烧烟以筒吸之亦良。百合、款冬等分蜜丸，名百花膏，治咳嗽痰血。凡阴虚劳嗽，通用款冬、紫菀、百部、百合、沙参、生地、麦冬、五味、知、柏、芩、芍。如内热骨蒸，加丹皮、地骨。若嗽而复泻者，为肺移热于大肠，脏腑俱病；嗽而发热不止者，为阴虚火炎，皆难治。寒热虚实，皆可施用。《本草汇》曰【郭佩兰，著《本草汇》】：隆冬独秀，先春开放。得肾之体，先肝之用，故为温肺理嗽之最。大抵咳必因寒，寒为冬气，入肺为逆。【肺恶寒。】款冬非肺家专药，乃使肺邪从肾顺流而出也。

十一二月开花如黄菊，微见花、未舒者良。生河北、关中，世多以枇杷蕊伪之。拣净花，甘草水浸一宿，暴用。得紫菀良。杏仁为使，恶皂荚、硝石、玄参，畏黄耆、贝母、连翘、麻黄、青葙、辛夷。虽畏贝母，得之反良。

**紫　菀**音渊，上声。亦音郁。润肺、泻火

辛温润肺，苦温下气。补虚调中，消痰止渴。治寒热结气，咳逆上气，咳吐脓血，专治血痰，为血劳圣药。肺经虚热，小儿惊痫。亦虚而有热。能开喉痹，取恶涎。然辛散性滑，不宜多用独用。《本草汇》云：苦能达下，辛可益金，故吐血保肺，收为上剂。虽入至高，善于达下，使气

化及于州都，小便自利，人所不知。【州都，膀胱也。】李士材曰：辛而不燥，润而不寒，补而不滞，诚金玉君子，非多用独用，不能速效。

根作节、紫色润软者良。人多以车前、旋覆根伪之，误服误人。去头、须，蜜水浸，焙用。款冬为使，恶天雄、瞿麦、藁本、远志，畏茵陈。白者名女菀。时珍曰：紫入血分，白入气分。

## 旋覆花一名金沸草。泻，下气消痰

咸能软坚，苦、辛能下气行水，温能通血脉。入肺、大肠经。消痰结坚痞，唾如胶漆，噫气不除，噫，於介切，俗作嗳。胸中气不畅，故嗳以通之，属不足。亦有挟痰、挟火者，属有余。仲景治汗吐下后，痞鞭噫气，有代赭旋覆汤。大腹水肿，去头目风。然走散之药，冷利大肠，虚者慎用。

类金钱菊。去皮、蒂、蕊、壳蒸用。根能续筋[①]。筋断者，捣汁滴伤处，滓敷其上，半月不开，筋自续矣。

## 百　部润肺、杀虫

甘、苦，微温。能润肺，治肺热咳嗽。苦能泻热。有小毒，杀蛔、蛲、蝇、虱，一切树木蛀虫。触烟即死。治骨蒸传尸，疳积疥癣。皆有虫。时珍曰：百部亦天冬之类，故皆治肺而杀虫。但天冬寒，热嗽宜之；百部温，寒嗽宜之。

---

① 根能续筋：此旋花根之功效。旋花与旋覆花乃不同科植物，汪昂混列于一条。

根多成百，故名。取肥实者，竹刀劈去心、皮，酒浸焙用。

### 桔　梗 宣通气血、泻火散寒、载药上浮



苦、辛而平。色白属金，入肺气分泻热，兼入手少阴心，足阳明胃经。开提气血，表散寒邪，清利头目咽喉，胸膈滞气。凡痰壅喘促，鼻塞、肺气不利。目赤，喉痹咽痛，两少阴火。齿痛、阳明风热。口疮，肺痈干咳，火郁在肺。胸膈刺痛，火郁上焦。下痢腹痛，腹满肠鸣，肺火郁于大肠。并宜苦梗以开之。为诸药舟楫，载之上浮，能引苦泄峻下之剂，至于至高之分成功，既上行而又能下气，何也？肺主气，肺金清，浊气自下行耳。养血排脓，补内漏。故治肺痈。时珍曰：枳桔汤治胸中痞满不痛，取其通肺利膈下气也；甘桔汤通治咽喉口舌诸病，取其苦辛散寒、甘平除热也。宋仁宗加荆芥、防风、连翘，遂名如圣汤。王好古加味甘桔汤，失音加诃子，声不出加半夏，上气加陈皮，涎嗽加知母、贝母，咳渴加五味，酒毒加葛根，少气加人参，呕加半夏、生姜，吐脓血加紫菀，肺痿加阿胶，胸膈不利加枳壳，痞满加枳实，目赤加栀子、大黄，面肿加茯苓，肤痛加黄耆，发斑加荆、防，疫毒加牛蒡、大黄，不得眠加栀子。昂按：观海藏所加，则用药之大较，亦可识矣。

去浮皮，泔浸微炒用。畏龙胆、白及，忌猪肉。

### 荠　苨 补，和中解毒

寒利肺，甘解毒。能解百药及蛇虫毒，在诸药中，毒皆自解。和中止嗽。治消渴强中，渴症下消，茎长兴盛，不

交精出，名强中。消渴之后，发为痈疽。痈肿疔毒。

似人参而体虚无心，似桔梗而味甘不苦。奸贾多用以乱人参。时珍曰：荠苨即甜桔梗。

## 马兜铃泻肺下气

体轻而虚。熟则四开象肺，故入肺。寒能清肺热，苦、辛能降肺气。时珍曰：钱乙补肺阿胶散用之，非取其补肺，取其清热降气，则肺自安也。其中阿胶、糯米，乃补肺之正药。昂按：清热降气，泻之即所以补之，若专一于补，适以助火而益嗽也。治痰嗽喘促，血痔瘘疮，肺、大肠经热。瘘，漏也，音闾，亦音漏。痔属大肠，大肠与肺为表里，肺移热于大肠，故肠风痔瘘，清脏热则腑热亦清矣。《千金》单服治水肿，以能泻肺行水也。亦可吐蛊汤剂中用之，多作吐。

蔓生，实如铃。去筋膜，取子用。

## 白　前泻肺、降气、下痰

辛、甘，微寒。长于降气下痰止嗽。治肺气壅实，胸膈逆满。虚者禁用。

似牛膝、粗长坚直易断者，白前也；短小柔软能弯者，白微也。近道多有，形色颇同，以此别之。【白微见血药类。】去头、须，甘草水浸一伏时，即一昼夜。焙用。忌羊肉。

## 白　及涩，补肺、逐瘀生新

味苦而辛，性涩而收。得秋金之令，入肺止吐血。《摘玄》云：试血法，吐水内，浮者肺血也，沉者肝血也，半浮沉者心血也。各随所见，以羊肺、肝、心蘸白及末，日日服之佳。肺损者能复生之。以有形生有形也。人之五脏，惟肺叶损坏者，可以复生。台州狱吏悯一重囚，囚感之曰：吾七犯死罪，遭刑拷，肺皆损伤，得一方用白及末米饮日服，其效如神。后囚淩迟，剖其胸，见肺间窍穴数十，皆白及填补，色犹不变也。治跌打折骨，酒服二钱。汤火灼伤，油调末敷。恶疮痈肿，败疽死肌。盖去腐逐瘀以生新之药，除面上皯皰，皯音干，去声，面黑气；皰音炮，面疮也。涂手足皴裂，令人肌滑。

紫石英为使，畏杏仁，反乌头。

## 半　夏燥湿痰、润肾燥、宣通阴阳

辛，温，有毒。体滑性燥。能走能散，能燥能润。和胃健脾，去湿。补肝辛散润肾，除湿化痰，发表开郁，下逆气，止烦呕，发音声，利水道，燥去湿，故利水；辛通气，能化液，故润燥。丹溪谓二陈汤能使大便润而小便长。救暴卒。葛生曰：凡遇五绝之病，用半夏末吹入鼻中即活，盖取其能作嚏也。五绝，谓缢死、溺死、压死、魇死、产死也。治咳逆头眩，火炎痰升则眩。痰厥头痛，眉棱骨痛，风热与痰。咽痛，成无己曰：半夏辛散，行水气而润肾燥。又《局方》半硫丸，治老人虚秘，皆取其润滑也。俗以半夏、南星为性燥，误矣！湿去则土燥，痰涎不生，非二物之性燥也。古方用治咽痛喉痹、吐血下血，非禁剂也。二物亦能散血，故破伤扑打皆主之。惟阴虚劳损，则非湿热之邪，而用利窍行湿之药，是重竭其津液，医之罪也，岂药之咎哉？《甲乙经》用治不眠，是果性燥者乎？半夏、硫黄等分，生姜糊丸，名半硫丸。胸胀，仲景小陷胸汤用之。伤寒寒热，故小柴胡汤用之。痰疟不眠，《素问》曰：胃不和，则卧不安。半夏能和胃气而通阴阳。《灵枢》曰：阳气满，不得入于阴，阴气虚，故目不得瞑，饮以半夏汤。阴阳既通，其卧立至。又有喘嗽不得眠者。左不得眠，属肝胀，宜清肝；右不得眠，属肺胀，宜清肺。反胃吐食，痰膈。散痞除瘿，瘿多属痰。消肿止汗。胜湿。孕妇忌之。王好古曰：肾主五液，化为五湿。本经为唾，入肝为泪，入心为汗，入肺为涕，入脾为痰。痰者因咳而动，脾之湿也。半夏泄痰之标，不能泄痰之本，泄本者泄肾也。咳无形，痰有形。无形则润，有形则燥，所以为流脾湿而润肾燥之剂也。俗以半夏为肺药，非也！止呕为足阳明，除痰为足太阴。柴胡为之使，故柴胡汤用之。虽云止呕，亦助柴、芩主寒热往来，是又为足少阳也。时珍曰：脾无湿不生痰，故脾为生痰之源，肺为贮痰之器。按有声无痰曰咳，盖伤于肺气；有痰无声曰嗽，盖动于脾湿也；有声有痰曰咳嗽，或因火、因风、因寒、因湿、因虚劳、因食积，宜分症论治。大法治嗽，当以治痰为先，而治痰又以顺气为主。宜以半夏、南星燥其湿，枳壳、橘红利其气，肺虚加温敛之味，肺热加凉泻之剂。赵继宗曰：二陈治痰，世医执之。内有半夏，其性燥烈。若风寒湿食诸痰则相宜，至于劳痰、失血诸痰，用之反能燥血液而加病。按：古有三禁，血家、汗家、渴家忌之。然亦间有用之者。【俗以半夏专为除痰，而半夏之功用，不复见知于世矣。小柴胡汤、半夏泻心汤，皆用半夏，岂为除痰乎？昂按：湿必得火，方结为痰。气顺则火降而痰消。】

圆白而大、陈久者良。浸七日，逐日换水，沥去涎，切片，姜汁拌。性畏生姜，用之以制其毒，得姜而功愈彰。柴胡、射干为使，畏生姜、秦皮、龟甲、雄黄，忌羊血、海藻、饴糖，恶皂荚，反乌头。合陈皮、茯苓、甘草，名二陈汤，为治痰之总剂。寒痰佐以干姜、芥子，热痰佐以黄芩、栝蒌，湿痰佐以苍术、茯苓，风痰佐以南星、前胡，痞痰佐以枳实、白术。更看痰之所在，加导引药，惟燥痰非半夏所司也。

韩飞霞造曲十法：一姜汁浸造，名生姜曲，治浅近诸痰。一矾水煮透，兼姜糊造，名矾曲。矾最能却水，治清水痰。一煮皂角汁，炼膏，和半夏末为曲。或加南星，或加麝香，名皂角曲，治风痰，开经络。一用白芥子等分，或三分之一，竹沥和成，略加曲糊，名竹沥曲，治皮里膜外、结核隐显之痰。一麻油浸半夏三五日，炒干为末，曲糊造成，油以润燥，名麻油曲，治虚热劳咳之痰。一用腊月黄牛胆汁，略加热蜜和造，名牛胆曲，治癫痫风痰。一用香附、苍术、抚芎等分，熬膏，和半夏末作曲，名开郁曲，治郁痰。一用芒硝，居半夏十分之三，煮透为末，煎大黄膏和成，名硝黄曲，治中风卒厥、伤寒宜下由于痰者。一用海粉一两，雄黄一两，半夏二两，为末，炼蜜和造，名海粉曲，治积痰沉痼。一用黄牛肉煎汁炼膏，即霞天膏，和半夏末为曲，名霞天曲，治沉疴痼痰，功效最烈。以上并照造曲法，草盦七日，待生黄衣晒干，悬挂风处，愈久愈良。

### 天南星燥湿、宣，祛风痰

味辛而苦，能治风散血；《是斋方》：南星、防风等分为末，治破伤风、刀伤、扑伤如神，名玉真散。破伤风者，药敷疮口，温酒调下一钱；打伤至死，童便调灌二钱，连进三服必活。气温而燥，能胜湿除痰；性紧而毒，能攻积拔肿，补肝风虚，凡味辛而散者，皆能补肝，木喜条达故也。为肝脾肺三经之药。治惊痫风眩，丹溪曰：无痰不作眩。身强口噤，喉痹舌疮，结核疝瘕，痈毒疥癣，蛇虫咬毒，调末箍之。破结下气，利水堕胎。性更烈于半夏。

与半夏皆燥而毒，故堕胎。半夏辛而能守，南星辛而不守。然古安胎方中，亦有用半夏者。阴虚燥痰禁用。

根似半夏而大，看如虎掌，故一名虎掌。以矾汤或皂角汁浸三昼夜，暴用；或酒浸一宿，蒸，竹刀切开，至不麻乃止；或姜渣、黄泥和，包煨熟用。造曲法与半夏同。造胆星法：腊月取黄牛胆汁，和南星末纳入胆中，风干，年久者弥佳。畏附子、干姜、防风。得防风则不麻，火炮则毒性缓，得牛胆则不燥，且胆有益肝胆之功。

### 贝　母 宣，散结泻热、润肺清火

微寒，苦泻心火，辛散肺郁。入肺经气分，心火降则肺气宁。《诗》曰：言采其蝱。蝱即贝母也，取其解郁。润心肺，清虚痰。治虚劳烦热，咳嗽上气，吐血咯血，肺痿肺痈，喉痹、君相之火。目眩，火热上攻。淋沥，小肠邪热，心与小肠相表里，肺为气化之源瘿瘤化痰。乳闭产难。功专散结除热，傅恶疮，唐时有人膊上生疮如人面，能饮酒食物，亦无他苦。遍投诸药，悉受之。至贝母，疮乃颦眉，灌之数日，成痂而愈。敛疮口。火降邪散，疮口自敛，非贝母性收敛也。〇俗以半夏燥毒，代以贝母，不知贝母寒润，主肺家燥痰；半夏温燥，主脾家湿痰。脱或误用，贻误匪浅。故凡风寒湿食诸痰，贝母非所宜也，宜用半夏南星。

川产、开瓣者良，独颗无瓣者不堪用。去心，糯米拌炒黄，捣用。厚朴、白微为使，畏秦艽，反乌头。

### 栝楼仁 俗作瓜蒌。泻火、润肺、滑肠、止血、治热痰

甘补肺，本草苦。寒润下。能清上焦之火，使痰

气下降，为治嗽要药。肺受火逼，失下降之令，故生痰作嗽。又能荡涤胸中郁热垢腻，生津止渴，丹溪曰：消渴神药。清咽利肠，通大便。《是斋方》：焙研酒调或米饮下，治小便不通。通乳消肿。治结胸胸痹，仲景小陷胸汤用之。又云：少阳症口渴者，小柴胡汤，以此易半夏。酒黄热痢，二便不通。炒香酒服，止一切血寒降火。泻者忌用。

实圆长如熟柿，子扁、多脂，去油用。枸杞为使，畏牛膝，干漆，恶干姜，反乌头。

### 天花粉泻火、润燥、治热痰

酸能生津，甘不伤胃，微苦，微寒。降火润燥，滑痰解渴，古方多用治消渴。生肌排脓，消肿，行水通经，止小便利，膀胱热解，则水行而小便不数。治热狂时疾。胃热疸黄，口燥唇干，肿毒发背，乳痈疮痔。脾胃虚寒者禁用。

即栝楼根，畏恶同。澄粉食，大宜虚热人。

### 夏枯草补阳、散结、消瘿

辛、苦，微寒，气禀纯阳。补肝血，缓肝火，解内热，散结气。治瘿疬、湿痹，目珠夜痛。楼全善曰：目珠连目本，即目系也。夜痛及点苦寒药更甚者，夜与寒皆阴也。夏枯气禀纯阳，补厥阴血脉，故治此如神，以阳治阴也。按目白珠属阳，故昼痛，点苦寒药则效；黑珠属阴，故夜痛，点苦寒药反剧。

冬至生，夏至枯，故名。用茎叶。

## 海　藻 泻热、软坚痰、消瘿瘤

咸润下而软坚，寒行水以泄热。故消瘿瘤、结核、阴㿉之坚聚，腹痛曰疝，丸痛曰㿉，音颓。痰饮、脚气、水肿之湿热。消宿食，治五膈。

出东海，有大叶、马尾二种，亦作海菜食，洗去咸水用。昂按：其用在咸，似不宜过洗。反甘草东垣治瘰疬、马刀，海藻、甘草并用，盖激之以溃坚也。

## 海　带

下水消瘿，功同海藻。

似海藻而粗，柔弱而长。

## 昆　布

功同海藻而少滑，性雄。治水肿瘿瘤，阴㿉膈噎。含之咽汁。

出登、莱者搓如绳索，出闽越者大叶如菜。洗去咸味用。

## 独　活 宣，搜风、去湿

辛、苦，微温。气缓善搜。入足少阴气分肾，以理伏风。治本经伤风头痛，头运目眩，宜与细辛同用。风热齿痛，文潞公《药准》用独活、地黄等分为末，每服三钱。痉痫湿痹，项背强直、手足反张曰痉；湿流关节、痛而烦曰湿痹。风胜湿，故二活兼能去湿。奔豚疝瘕。肾积曰奔豚，风寒湿客于肾家所致。瘕疝亦然。

有风不动，无风反摇，又名独摇草。故治风。《本经》云：独活一名羌活。古方惟用独活，后人云是一类二种，遂分用。以形虚大有臼如鬼眼，节疏色黄者为独活；色紫节密，气猛烈者为羌活。并出蜀汉。又云自西羌来者名羌活。故又名胡王使者。今采诸家所分经络、主治各症，以便施用。

### 羌　活 宣，搜风、发表、胜湿

辛、苦，性温。气雄而散，味薄上升。入足太阳膀胱以理游风，兼入足少阴、厥阴肾肝气分。泻肝气，搜肝风。小无不入，大无不通。治风湿相搏，本经头痛，同川芎，治太阳、少阴头痛。凡头痛多用风药者，以巅顶之上，唯风药可到也。督脉为病，脊强而厥，督脉并太阳经。刚痉柔痉，脊强而厥，即痉症也。伤寒无汗为刚痉，伤风有汗为柔痉。亦有血虚发痉者。大约风症宜二活，血虚忌用。中风不语，按：古人治中风，多主外感，率用续命、愈风诸汤以发表，用三化汤、麻仁丸以攻里。至河间出，始云中风非外来之风，良由心火暴甚，肾水虚衰。东垣则以为本气自病。丹溪以为湿生痰，痰生热，热生风。世人复分北方风劲、质厚为真中，南方地卑、质弱为类中。不思岐伯云：中风大法有四：一偏枯，半身不遂也；二风痱，四肢不收也；三风癔，奄忽不知人也；四风痹，诸风类痹状也。风症尽矣，何尝有真中、类中之说乎？此症皆由气血亏虚，医者不知养血益气以固本，徒用乌、附、羌、独以驱风，命曰虚虚，误人多矣。【真中定重于类中，焉有类中既属内伤，真中单属外感乎！河间、东垣皆北人，安能尽舍北人而专治南病乎？】头旋目赤。目赤要药。散肌表八风之邪，利周身百节之痛，为却乱反正之主药。若血虚头痛、遍身痛者此属内症，二活并禁用。

## 防　风宣，发表、去风、胜湿

辛、甘，微温，升浮为阳。搜肝泻肺，散头目滞气，经络留湿。主上部见血，用之为使，亦能治崩。上焦风邪，头痛目眩，脊痛项强，周身尽痛，太阳经证。膀胱。徐之才曰：得葱白，能行周身。又行脾胃二经，为去风胜湿之要药，凡风药皆能胜湿。东垣曰：卒伍卑贱之职，随所引而至，乃风药中润剂。若补脾胃，非此引用不能行。散目赤、疮疡。若血虚痉急，头痛不因风寒内伤头痛，泄泻不因寒湿，火升发嗽，阴虚盗汗，阳虚自汗者并禁用。同黄耆、芍药，又能实表止汗；合黄耆、白术，名玉屏风散，固表圣药。黄耆得防风而功益大，取其相畏而相使也。

黄润者良。上部用身，下部用梢。畏萆薢，恶干姜、白敛、芫花，杀附子毒。

## 藁　本宣，去风寒湿

辛温雄壮，为太阳经风药。膀胱。寒郁本经、头痛连脑者必用之。凡巅顶痛，宜藁本、防风、酒炒升、柴。治督脉为病，脊强而厥。督脉并太阳经贯脊。又能下行去湿，治妇人疝瘕，阴寒肿痛，腹中急痛，皆太阳寒湿。胃风泄泻，夏英公病泄，医以虚治不效。霍翁曰，此风客于胃也，饮以藁本汤而愈。盖藁本能除风湿耳。粉刺酒齄。音查，和白芷作面脂良。

根紫色，似芎䓖而轻虚，气香味麻。

### 葛　根轻、宣，解肌、升阳、散火

辛、甘，性平，轻扬升发。入阳明经，能鼓胃气上行，生津止渴。风药多燥，葛根独能止渴者，以能升胃气、入肺而生津耳。兼入脾经，开腠发汗，解肌退热。脾主肌肉。为治脾胃虚弱泄泻之圣药。《经》曰：清气在下，则生飧泄。葛根能升阳明清气。疗伤寒中风，阳明头痛，张元素曰：头痛如破，乃阳明中风，可用葛根葱白汤。若太阳初病，未入阳明而头痛者，不可便服升葛汤发之，反引邪气入阳明也。仲景治太阳、阳明合病，桂枝汤加葛根、麻黄。又有葛根黄芩黄连解肌汤，是用以断太阳入阳明之路，非太阳药也。血痢温疟，丹溪曰：凡治疟无汗要有汗，散邪为主，带补；有汗要无汗，扶正为主，带散。若阳疟有汗，加参、耆、白术以敛之，无汗加芩、葛、苍术以发之。肠风痘疹。能发痘疹。丹溪曰：凡斑疹已见红点，不可更服升葛汤，恐表虚反增斑烂也。又能起阴气，散郁火，解酒毒，葛花尤良。利二便，杀百药毒。多用反伤胃气升散太过。

生葛汁大寒，解温病大热，吐衄诸血。

### 升　麻轻、宣，升阳、解毒

甘、辛、微苦。足阳明、太阴胃、脾引经药，参、耆上行，须此引之。亦入手阳明、太阴大肠、肺。表散风邪，引葱白，散手阳明风邪；同葛根，能发阳明之汗；引石膏，止阳明头痛齿痛。升发火郁，能升阳气于至阴之下，引甘温之药上行，以补卫气之散而实其表。柴胡引少阳清气上行，升麻引阳明清气上行，故补中汤用为佐使。若下元虚者，用此升之，则下元愈虚，又当慎用。治时气毒疠，头痛、阳明头痛，痛连齿颊。寒热，肺痿吐脓，下痢后重，后重者，气滞也。气滞于中，必上行而后能下降。有病大小便秘者，用通利药而罔效，重加升麻而反通。丹溪曰：气升则水自降。《经》曰：地气上为云，天气下为雨。天地不交，则万物不通也。久泄、《经》曰：清气在下，则生飧泄。脱肛，崩中带下，能缓带脉之缩急。足寒阴痿，目赤口疮，痘疮、升葛汤，初发热时可用，痘出后气弱或泄泻者可少用，否则见斑之后，必不可用，为其解散也。斑疹，成朵如锦纹者为斑，隐隐见红点者为疹。盖胃热失下，冲入少阳，则助相火而成斑；冲入少阴，则助君火而成疹。风热疮痈。解百药毒，吐蛊毒，杀精鬼。性阳、气升、味甘故也。阴虚火动者忌用。朱肱《活人书》言瘀血入里吐衄血者，犀角地黄汤，乃阳明圣药。如无犀角，代以升麻。二药性味相远，何以为代？盖以升麻能引诸药同入阳明也。朱二允曰：升麻性升，犀角性降，用犀角止血，乃借其下降之气，清心肝之火，使血下行归经耳。倘误用升麻，血随气升，不愈涌出不止乎？古方未可尽泥也。

里白外黑，紧实者良，名鬼脸升麻。去须、芦用。或有参、耆补剂，须用升、柴，而又恐其太升发者。升麻、柴胡，并用蜜水炒之。别有一种绿升麻，缪仲醇用治滞下，每每有验。

## 白　芷宣，发表、祛风、散湿

辛散风，温除湿，芳香通窍而表汗。行手足阳明大肠、胃，入手太阴，肺，色白味辛，故入肺。而为阳明主药。阳明之脉营于面，故治头面诸疾。治阳明头目昏痛，杨吉老方：白芷汤泡四五遍，蜜丸弹子大，名都梁丸。每服一丸，荆芥点腊茶嚼下。【吉老，名介，治王定国病时在都梁，因以名丸。】眉棱骨痛，风热与痰，同酒浸黄芩为末，茶下。牙痛、上龈属足阳明，下龈属手阳明，二经风热。鼻渊，肺主鼻，风热乘肺，上烁于脑，故鼻多浊涕而渊。《经》曰：脑渗为涕，宜同细辛、辛夷治之。目痒泪出，面皯、干，去声。面黑气。瘢疵，可作面脂。皮肤燥痒，三经风热之病，及血崩血闭，肠风痔瘘，痈疽疮疡，三经湿热之病。活血排脓，肠有败脓血，淋露腥秽，致脐腹冷痛，须此排之。生肌止痛，解砒毒、蛇伤。先以绳扎伤处，酒调下白芷末五钱。种白芷，能辟蛇。又治产后伤风，血虚头痛自鱼尾上攻，多在日晚，宜四物加辛、芷。【鱼尾，目之上角。】如气虚头痛，多在清晨，宜芎、藁，倍参、耆。保寿堂治正、偏头痛，白芷、川芎各三钱，搽牛脑上，加酒顿熟，热食尽醉，其病如失。然其性升散，血热有虚火者禁用。

色白气香者佳。或微炒用。当归为使，恶旋覆花。

### 细　辛 宣散风湿、补肝、润肾

辛温散风邪，故诸风痹痛，咳嗽上气，头痛脊强者宜之。专治少阴头痛，独活为使。辛散浮热，故口疮喉痹，少阴火。鼻渊齿䘌者虫蚀脓烂宜之。辛益肝胆，故胆虚惊痫，风眼泪下者宜之。水停心下则肾燥，细辛之辛，能行水气以润之。肾燥者，心亦燥，火屈于水故燥也。《经》曰：肾苦燥，急食辛以润之。虽手少阴心引经，乃足少阴肾本药，能通精气，利九窍，故耳聋鼻齆，音瓮，鼻塞不闻香臭也。风寒入脑，故气不宣通。寒宜表，热宜清。有瘜肉者，为末吹鼻。倒睫、便涩者宜之。散结温经，破痰下乳，行血发汗。能发少阴之汗。仲景治少阴症反发热，麻黄附子细辛汤，乃治邪在里之表剂。然味厚性烈，不可过用。不可过一钱，多则气不通，闷绝而死，虽死无伤可验。开平狱尝治此，不可不知。

味极辛，产华阴者真。杜蘅、鬼督邮、徐长卿，皆可乱之。拣去双叶者用。恶黄耆、山茱，畏硝石、滑石，反藜芦。

## 柴　胡宣，发表、和里、退热、升阳

苦，平，微寒。味薄气升为阳。主阳气下陷，能引清气上行，而平少阳、厥阴之邪热，肝、胆、心包、三焦相火。时珍曰：行少阳，黄芩为佐；行厥阴，黄连为佐。宣畅气血，散结调经。昂按：人第知柴胡能发表，而不知柴胡最能和里，故劳药、血药，往往用之。【补中益气、逍遥散，皆用柴胡，取其和中，均非解表也。】为足少阳胆经表药。胆为清净之府，无出无入，其经在半表半里，法当和解，小柴胡汤之属是也。若病在太阳，服之太早，则引贼入门；若病入阴经，复服柴胡，则重虚其表。最宜详慎。治伤寒邪热，仲景有大、小柴胡汤汤。痰热结实，虚劳肌热，寇宗奭曰：柴胡《本经》并无一字治劳，《药性论》、《日华子》皆言补劳伤，医家执而用之，贻误无穷。【《药性论》，甄权著。】时珍曰：劳有五，若劳在肝、胆、心、心包有热，则柴胡乃手足厥阴、少阳必用之药；劳在脾胃有热，或阳气下陷，则柴胡为升清退热必用之药。惟劳在肺肾者，不可用耳。寇氏一概摈斥，殊非通论。昂按：杨氏秦艽扶羸汤，治肺痿成劳，咳嗽声嗄，体虚自汗，用柴胡为君，则肺劳亦有用之者矣。呕吐心烦，邪在半表半里，则多呕吐。诸疟寒热，东垣曰：诸疟以柴胡为君，佐以引经之药。李士材曰：疟非少阳经慎用。喻嘉言曰：疟发必有寒有热，盖外邪伏于半表半里，适在少阳所主之界。入与阴争，阳胜则热；出与阳争，阴胜则寒。即纯热无寒，为瘅【瘅，音亶】疟、温疟；纯寒无热，为牝疟。要皆自少阳而造其极偏。补偏救弊，亦必返还少阳之界，使阴阳协和而后愈也。谓少阳而兼他经则有之，谓他经而不涉少阳，则不成其为疟矣。脉纵屡迁，而弦之一字，实贯彻之也。昂按：疟之不离少阳，犹咳之不离于肺也。《谈薮》云，张知阁久病疟，热时如火，年余骨立。医用茸、附诸药，热益甚。孙琳投以小柴胡汤，三服脱然。琳曰：此名劳疟，热从髓出。加以刚剂，气血愈亏。热有在皮肤、在藏府、在骨髓，在骨髓者，非柴胡不可。若得银柴胡，只须一服。南方者力减，故三服乃效也。时珍曰：观此则得用药之妙的矣。昂按：据孙氏之说，是柴胡亦能退骨蒸也。头眩目赤，胸痞胁痛，凡胁痛，多是肝木有余，宜小柴胡汤加青皮、川芎、白芍。又左胁痛，宜活血行气；右胁痛，宜消食行痰。口苦耳聋，皆肝胆之邪。妇人热入血室，冲为血海，即血室也，男女皆有之。柴胡在脏主血，在经主气。胎前产后诸热，小儿痘疹，五疳羸热，散十二经疮疽，血凝气聚，功同连翘。连翘治血热，柴胡治气热，为少异。阴虚、火炎气升者禁用。

银州者根长尺余，微白，治劳疳良。北产者如前胡而软并良，南产者强硬不堪用。外感生用，内伤升气，酒炒用根，中及下降用梢。有汗咳者蜜水炒。前胡、半夏为使，恶皂角。

**前　胡**宣，解表；泻，下气。治风痰

辛以畅肺解风寒，甘以悦脾理胸腹，苦泄厥阴肝之

热，寒散太阳膀胱之邪。微寒，一云微温。性阴而降，功专下气，气下则火降而痰消。气有余便是火，火则生痰。能除实热。治痰热哮喘，咳嗽呕逆，痞膈霍乱，小儿疳气，有推陈致新之绩。明目安胎。无外感者忌用。按：柴胡、前胡，均是风药，但柴胡性升，前胡性降为不同。肝胆经风痰，非前胡不能除。

皮白肉黑，味甘气香者良。半夏为使，恶皂荚，忌火。



## 麻　黄轻，发汗

辛，温，微苦。僧继洪曰：中牟产麻黄，地冬不积雪，性热，故过服泄真气。入足太阳膀胱，兼走手少阴、阳明心、大肠而为肺家专药。发汗解肌，去营中寒邪，卫中风热。调血脉，通九窍，开毛孔。治中风伤寒，中，犹伤也。头痛温疟，咳逆上气，风寒郁于肺经。《经》曰：诸气膹郁，皆属于肺。痰哮气喘，哮症宜泻肺气，虽用麻黄，而不出汗，本草未载。赤黑斑毒，胃热。一曰斑症。表虚不得再汗，非便闭亦不可下，只宜清解其热。毒风疹痹，皮肉不仁，目赤肿痛，水肿风肿。过剂则汗多亡阳，夏月禁用。汗者心之液，过汗则心血为之动摇，乃骁悍之剂。丹溪以人参、麻黄同用，亦攻补法也。东垣曰：十剂曰“轻可去实”，葛根、麻黄之属是也。邪客皮毛，腠理闭拒，营卫不行，故谓之实。二药轻清，故可去之。时珍曰：麻黄，太阳经药，兼入肺经，肺主皮毛；葛根，阳明经药，兼入脾经，脾主肌肉。二药皆轻扬发散，而所入不同。王好古曰：麻黄治卫实，桂枝治卫虚，虽皆太阳经药，其实营卫药也。心主营为血，肺主卫为气。故麻黄为手太阴肺之剂，桂枝为手少阴心之剂。【诸家皆以麻黄、桂枝为肺经药，谓伤寒传足不传手者，误也。】时珍曰：仲景治伤寒，无汗用麻黄，有汗用桂枝，未有究其精微者。津液为汗，汗即血也，在营则为血，在卫则为汗。寒伤营，营血内涩，不能外通于卫。卫气闭固，津液不行，故无汗发热而恶寒；风伤卫，卫气外泄，不能内护于营。营气虚弱，津液不固，故有汗发热而恶风。然风寒皆由皮毛而入，皮毛，肺之合也。盖皮毛外闭，则邪热内攻，故用麻黄、甘草同桂枝，引出营分之邪，达之肌表；佐以杏仁，泄肺而利气。汗后无大热而喘者加石膏。《活人书》夏至后加石膏、知母，皆泄肺火之药。是麻黄汤虽太阳发汗重剂，实散肺经火郁之药。腠理不密，则津液外泄而肺气虚，虚则补其母，故用桂枝同甘草，外散风邪以救表，内伐肝木以防脾【桂能平肝】；佐以芍药，泄木而固脾；使以姜、枣，行脾之津液而和营卫。下后微喘者，加厚朴、杏仁，以利肺气也。汗后脉沉迟者加人参，以益肺气也。《活人书》加黄芩为阳旦汤，以泻肺热也。是桂枝汤虽太阳解肌轻剂，实为理脾救肺之药也。

发汗用茎去节，煮十余沸，掠去浮沫，或用醋汤略泡，晒干备用。亦有用蜜炒者。庶免太发。止汗用根节。无时出汗为自汗，属阳虚；梦中出汗为盗汗，属阴虚。用麻黄根、蛤粉、粟米等分为末，袋盛扑之佳。时珍曰：麻黄发汗，驶不能御；根节止汗，效如影响。物理不可测如此。自汗有风湿、伤风、风温、气虚、血虚、脾虚、阴虚、胃热、痰饮、中暑、亡阳、柔痓等症，皆可加用。盖其性能行周身肌表，引诸药至卫分而固腠理。○汗虽为心液，然五脏亦各有汗。《经》曰：饮食饱甚，汗出于胃；惊而夺精，汗出于心；持重远行，汗出于肾；疾走恐惧，汗出于肝；摇体劳苦，汗出于脾。厚朴、白微为使，恶辛夷、石膏。

## 荆　芥 一名假苏。轻、宣，发表、祛风、理血

辛、苦而温，芳香而散。入肝经气分，兼行血分。其性升浮能发汗，又云：止冷汗、虚汗。散风湿，清头目，利咽喉。治伤寒头痛，中风口噤，身强项直，口面㖞斜，目中黑花。其气温散，能助脾消食，气香入脾。通利血脉。治吐衄肠风，崩中血痢，产风血运，产后去血过多，腹内空虚，则自生风，故常有崩运之患，不待外风袭之也。荆芥最能散血中之风。华佗愈风散，荆芥三钱，微焙为末，豆淋酒调服，或童便服，诸家云甚效。瘰疬疮肿。清热散瘀，破结解毒，结散热清，则血凉而毒解。为风病、血病、疮家圣药。荆芥功本治风，又兼治血者，以其入风木之脏，即是藏血之地也。李士材曰：风在皮里膜外，荆芥主之，非若防风能入骨肉也。

连穗用，穗在于巅，故善升发。治血炒黑用。凡血药用山栀、干姜、地榆、棕榈、五灵脂等，皆应炒黑者，以黑胜红也。反鱼蟹、河豚、驴肉。

## 连　翘 轻、宣，散结、泻火

微寒升浮。形似心，实似莲房，有瓣。苦入心，故入手少阴、厥阴心、心包气分而泻火，兼除手、足少阳三焦、胆，手阳明经大肠气分湿热。散诸经血凝气聚，营气壅遏，卫气郁滞，遂成疮肿。利水通经，杀虫止痛，消肿排脓，皆结者散之。凡肿而痛者为实邪，肿而不痛为虚邪，肿而赤者为结热，肿而不赤为留气停痰。为十二经疮家圣药。《经》曰：诸疮痛痒，皆属心火。

## 紫　苏宣，发表、散寒

味辛入气分，色紫入血分。香温散寒，通心利肺，开胃益脾气香入脾，发汗解肌，和血下气，宽中消痰，祛风定喘，止痛安胎，利大小肠，解鱼蟹毒。多服泄人真气。时珍曰：同陈皮、砂仁，行气安胎；同藿香、乌药，温中止痛；同香附、麻黄，发汗解肌；同芎䓖、当归，和血散血；同桔梗、枳壳，利膈宽肠；同葡子、杏仁，消痰定喘；同木瓜、厚朴，散湿解暑，治霍乱脚气。

气香者良。宜橘皮，忌鲤鱼。

苏子与叶同功。润心肺，尤能下气定喘，止嗽消痰，利膈宽肠，温中开郁。有苏子降气汤。梗下气稍缓，虚者宜之。叶发汗散寒，梗顺气安胎，子降气开郁，消痰定喘。表弱气虚者忌用叶，肠滑气虚者忌用子。炒研用。

## 薄　荷轻、宣，散风热

辛能散，凉能清，《本经》温，盖体温而用凉也。升浮能发汗。搜肝气而抑肺盛，消散风热，清利头目。治头痛头风，中风失音，痰嗽口气，语涩舌胎，含漱。眼耳咽喉口齿诸病，辛香通窍而散风热。皮肤瘾疹，瘰疬疮疥，惊热、凡小儿治惊药，俱宜薄荷汤调。骨蒸，破血止痢。能治血痢。血痢病在凝滞，辛能散，凉能清。虚人不宜多服。能发汗疏表，夏月多服，泄人元气。

苏产、气芳者良。薄荷，猫之酒也；犬，虎之酒也；蜈蚣，鸡之酒也；桑椹，鸠之酒也；㒳草【㒳，亦作莽】，鱼之酒也，食之皆醉。被猫伤者，薄荷汁涂之。

**鸡　苏**一名水苏，一名龙脑薄荷。轻、宣，散热、理血

辛而微温。清肺下气理血，辟恶而消谷。治头风目眩，肺痿血痢，吐衄崩淋，喉腥口臭，邪热诸病。《局方》有龙脑鸡苏丸。

方茎中虚，似苏叶而微长，密齿面皱，气甚辛烈。

**木　贼**轻，发汗、退目翳

温，微甘、苦。中空轻扬，与麻黄同形性，亦能发汗解肌，升散火郁风湿。入足厥阴、少阳血分，益肝胆。治目疾，退翳膜，翳乃肝邪郁遏，不能上通于目。及疝痛脱肛，肠风痔瘘，赤痢崩中诸血病。

**浮　萍**轻，发汗、利湿

辛散轻浮。入肺经，达皮肤，能发扬邪汗，丹溪曰：浮萍发汗，甚于麻黄。止瘙痒、消渴。捣汁服。生于水，又能下水气，利小便，治一切风湿瘫痪。浮萍一味，蜜丸酒服，治三十六种风。浓煮汁浴，治恶疾疮癞遍身。烧烟辟蚊。

紫背者良。

**苍耳子**一名葈耳，即《诗》卷耳。轻，发汗、散风湿

甘、苦，性温。善发汗、散风湿，上通脑顶，下行足膝，外达皮肤。治头痛目暗，齿痛鼻渊，肢挛痹痛，

瘰疬疮疥，采根叶熬，名万应膏。遍身瘙痒。作浴汤佳。

去刺，酒拌蒸。忌猪肉。《圣惠方》云：叶捣汁，治产后痢。



### 天　麻宣，祛风

辛，温，入肝经气分。益气强阴，通血脉，强筋力，疏痰气。治诸风掉眩，头旋眼黑，语言不遂，风湿㾓音顽痹，小儿惊痫。诸风眩掉，皆属肝木。肝病不能荣筋，故见前症。天麻入厥阴而治诸疾，肝气和平，诸疾自瘳。血液衰少及类中风者忌用。风药能燥血故也。昂按：风药中须兼养血药，制其燥也；养血药或兼搜风药，宣其滞也。古云：治风先治血，血行风自灭。

根类黄瓜，茎名赤箭。有风不动，无风反摇，一名定风草。明亮坚实者佳。湿纸包煨熟，切片，酒浸一宿，焙用。

### 秦　艽宣，去风湿

苦燥湿，辛散风。去肠胃之热，益肝胆之气，养血荣筋。风药中润剂，散药中补剂。治风寒湿痹，《经》曰：风寒湿三气杂至，合而为痹。风胜为行痹，寒胜为痛痹，湿胜为着痹。痹在于骨则体重，在脉则血涩，在筋则拘挛，在肉则不仁，在皮则寒。通身挛急，血不荣筋。虚劳骨蒸，时珍曰：手足阳明经药，兼入肝胆。阳明有湿则手足酸痛寒热，有热则日晡潮热骨蒸。《圣惠方》治急劳烦热，秦艽、柴胡各一两，甘草五钱，为末，每服三钱。治小儿骨蒸潮热，食减瘦弱，秦艽、炙甘草各一两，每服一二钱，钱乙加薄荷五钱。疸黄酒毒，肠风泻血，口噤牙痛，齿下龈属手阳明大肠经。张洁古曰：秦艽能去下牙痛，及本经风湿。湿胜风淫之症，利大小便牛乳点服，兼治黄疸，烦渴便赤。

形作罗纹相交，长大黄白、左纹者良。菖蒲为使，畏牛乳。

## 豨莶草宣，去风湿

苦、辛，生寒，熟温。治肝肾风气，四肢麻痹，筋骨冷痛，腰膝无力，风湿疮疡。若痹痛由脾肾两虚，阴血不足，不由风湿而得者，忌服。风药能燥血。

江东人呼猪为豨，其草似猪莶臭，故名。唐·成讷有进豨莶表，宋·张詠进豨莶表云：其草金棱银线，素茎紫荄，对节而生，颇同苍耳。臣吃百服，眼目清明。即至千服，须发乌黑，筋力轻健，效验多端。以五月五日，六月六日、七月七日、九月九日采者尤佳。去粗茎，留枝叶花实，酒拌蒸晒九次，蜜丸，甚益元气。豨莶辛苦气寒，故必蒸晒九次，加以酒蜜，则苦寒之阴浊尽去，而清香之美味见矣。数不至九，阴浊未尽，则不能透骨搜风而却病也。捣汁熬膏，以甘草、生地煎膏，炼蜜，三味收之，酒调服尤妙。

## 威灵仙宣，行气、祛风

辛泄气，咸泄水，《本草》苦，元素甘。气温属木。其性善走，能宣疏五脏，通行十二经络。治中风头风，痛风顽痹，湿热流于肢节之间，肿属湿，痛属热，汗多属风，麻属气虚，木属湿痰死血。十指麻木，亦是胃中有湿痰死血，脾主四肢故也。痛风当分新久，新痛属寒，宜辛温药；久痛属热，宜清凉药。河间所谓暴病非热，久病非寒是也。大法宜顺气清痰、搜风散湿、养血去瘀为要。《威灵仙传》曰：一人手足不遂数十年，遇新罗僧曰，得一药可治，入山求之，乃威灵仙也，服之而愈。癥瘕积聚，痰水宿脓，黄疸浮肿，大小肠秘，风湿痰气，一切冷痛。性极快利，积疴不痊者，服之有捷效。然疏泄真气，弱者慎用。和砂仁、砂糖，醋煎，治诸骨哽。

根丛须数百条，长者二尺余，色深黑，俗名铁脚威灵仙。忌茗、面汤。

## 钓藤钩 宣，去风热、定惊

甘、微苦，寒。除心热，平肝风。治大人头旋目眩，小儿惊啼瘛疭，音炽纵。筋急而缩为瘛，筋缓而弛为疭，伸缩不已为瘛疭，俗谓之搐搦是也。客忤胎风，发斑疹。主肝风相火之病，风静火息，则诸症自除。相火散行于胆、三焦，心包。

有刺，类钓钩。藤细多钩者良。纯用钩，功力加倍。久煎则无力。

## 茵　芋 宣，去风湿

辛、苦，微温，有小毒。治风湿拘挛痹痛。时珍曰：古方治风痫，有茵芋丸；治风痹，有茵芋酒；治产后风，有茵芋膏。风湿诸症多用之。茵芋、石南、莽草【莽草，即菵草，音罔】，皆治风妙品，近世罕知。莽草辛温有毒，治头风痈肿，乳痈疝瘕。苏颂曰：古方风湿诸酒多用之，今人取叶煎汤热含，治牙虫、喉痹甚效。甄权曰：不入汤。

茎赤，叶如石榴而短厚。茎叶炙用。

## 当　归补血、润燥、滑肠

甘温和血，辛温散寒，苦温助心散寒，诸血属心，凡通脉者，必先补心，当归苦温助心。入心、肝、脾，心生血，肝藏血，脾统血。为血中之气药。治虚劳寒热，咳逆上气，血和则气降。温疟、厥阴肝邪。澼痢，便血曰澼。头痛腰痛，心腹诸痛，散寒和气。风痉无汗，痉，音擎，上声。身强项直，角弓反张曰痉。无汗为刚痉，有汗为柔痉。当归辛散风，温和血。产后亦有发痉者，以脱血无以养筋也，宜十全大补汤。痿痹癥瘕，筋骨缓纵，足不任地曰痿；风寒湿客于肌肉血脉曰痹；血凝气聚，按之坚硬曰癥；虽坚硬而聚散无常曰瘕，尚未至癥也。痈疽疮疡。冲脉为病，气逆里急；带脉为病，腹痛、腰溶溶如坐水中，冲脉起于肾下，出于气街，挟脐上行，至胸中，上颃颡，渗诸阳，灌诸经，下行入足，渗三阴，灌诸络，为十二经脉之海，主血。带脉横围于腰如束带，总约诸脉。及妇人诸不足，一切血症，阴虚而阳无所附者。润肠胃，泽皮肤，养血生肌，血旺则肉长。排脓止痛。血和则痛止。然滑大肠，泻者忌用。当归为君，白芍为臣，地黄为佐，芎藭为使，名四物汤。治血之总剂，血虚佐以人参、黄耆；血热佐以条芩、栀、连；血积佐以大黄、牵牛。昂按：血属阴，四物能养阴，阴得其养，则血自生，非四物能生血也。若气虚血弱之人，当用人参，取阳旺生阴血之义。多有过服四物阴滞之药，而反致害者。

使气血各有所归，故名。血滞能通，血虚能补，血枯能润，血乱能抚。盖其辛温能行气分，使气调而血和也。东垣曰：头止血而上行，身养血而中守，尾破血而下流，全活血而不走。雷敩、海藏并云：头破血。时珍曰：治上用头，治中用身，治下用尾，通治全用。一定之理也。

川产力刚善攻，秦产力柔善补。以秦产头圆尾多、肥润气香者良，名马尾当归；尾粗坚枯者，名鑱头当归，只宜发散用。治血酒制，有痰姜制。昂按：当归非治痰药，姜制亦臆说耳。畏菖蒲、海藻、生姜，恶湿面。

## 芎　䓖 补血润燥，宣，行气搜风

辛、温升浮。为少阳胆引经，入手足厥阴心包、肝气分，乃血中气药。助清阳而开诸郁，丹溪曰：气升则郁自降，为通阴阳血气之使。润肝燥而补肝虚，肝以泻为补，所谓辛以散之，辛以补之。上行头目，下行血海冲脉，搜风散瘀，止痛调经。治风湿在头，血虚头痛，能引血下行，头痛必用之，加各引经药：太阳羌活，阳明白芷，少阳柴胡，太阴苍术，少阴细辛，厥阴吴茱萸。丹溪曰：诸经气郁，亦能头痛。腹痛胁风，气郁血郁，湿泻血痢，寒痹筋挛，目泪多涕肝热，风木为病，诸风眩掉，皆属肝木。及痈疽疮疡，痈从六腑生，疽从五脏生，皆阴阳相滞而成。气为阳，血为阴，血行脉中，气行脉外，相并周流。寒湿抟之，则凝滞而行迟，为不及；火热抟之，则沸腾而行速，为太过。气郁邪入血中，为阴滞于阳；血郁邪入气中，为阳滞于阴，致生恶毒，然百病皆由此起也。芎、归能和血行气而通阴阳。男妇一切血症。然香窜辛散，能走泄真气，单服久服，令人暴亡。单服则脏有偏胜，久服则过剂生邪，故有此失。若有配合节制，则不至此矣。昂按：芍、地酸寒为阴，芎、归辛温为阳，故四物取其相济以行血药之滞耳。川芎辛散，岂能生血者乎？治法云：验胎法：妇人过经三月，用川芎末，空心热汤调一匙服，腹中微动者是胎，不动者是经闭。

蜀产为川芎，秦产为西芎，江南为抚芎。以川产大块，里白不油，辛甘者胜。白芷为使，畏黄连、硝石、滑石，恶黄耆、山茱萸。

## 白芍补血、泻肝，涩，敛阴

苦、酸，微寒。入肝脾血分，为手足太阴肺、脾行经药。泻肝火，酸敛肝，肝以敛为泻，以散为补。安脾肺，固腠理，肺主皮毛，脾主肌肉。肝木不克土，则脾安；土旺能生金，则肺安。脾和肺安，则腠理固。和血脉，收阴气，敛逆气，酸主收敛。散恶血，利小便，敛阴生津，小便自利，非通行之谓也。缓中止痛，东垣曰：《经》曰：损其肝者，缓其中，即调血也。益气除烦，敛汗安胎，补劳退热。治泻痢后重，能除胃中湿热。脾虚腹痛，泻痢俱太阴病，不可缺此，寒泻冷痛忌用。虞天民曰：白芍不惟治血虚，大能行气。古方治腹痛，用白芍四钱，甘草二钱，名芍药甘草汤。盖腹痛因营气不从，逆于肉里，白芍能行营气，甘草能敛逆气，又痛为肝木克脾土，白芍能伐肝故也。【天民又曰：白芍止治血虚腹痛，余痛不治，以其酸寒收敛，无温散之功也。】心痞胁痛，胁者，肝胆二经往来之道。其火上冲，则胃脘痛，横行则两胁痛。白芍能理中泻肝。肺胀喘噫嗳同，痈肿疝瘕。其收降之体，又能入血海，冲脉为血海，男女皆有之。而至厥阴。肝经。治鼻衄、鼻血曰衄，音女六切。目涩，肝血不足，退火益阴，肝血自足。妇人胎产，及一切血病。又曰产后忌用。丹溪曰：以其酸寒伐生发之气也，必不得已，酒炒用之可耳。时珍曰：产后肝血已虚，不可更泻也。寇氏曰：减芍药以避中寒。微寒如芍药，古人犹谆谆告戒，况大苦大寒，可肆行而莫之忌耶？〇同白术补脾，同参、耆补气，同归、地补血，同芎䓖泻肝，同甘草止腹痛，同黄连止泻痢，同防风发痘疹，同姜、枣温经散湿。

赤芍药主治略同，尤能泻肝火，散恶血，治腹痛坚积，血痹疝瘕，邪聚外肾为疝，腹内为瘕。经闭肠风，痈肿目赤。皆散泻之功。白补而收，赤散而泻。白益脾，能于土中泻木；赤散邪，能行血中之滞。产后俱忌用。

赤白各随花色，单瓣者入药。酒炒用，制其寒。妇人血分醋炒，下痢后重不炒。恶芒硝、石斛，畏鳖甲、小蓟，反藜芦。

## 生地黄大泻火

甘、苦，大寒，入心肾。泻丙火，小肠为丙火，心与小肠相表里，导赤散与木通同用。清燥金，胃、大肠火。消瘀通经，平诸血逆。治吐衄崩中，唾血者，血随唾出；咯血者，随痰咯出，或带血丝，出肾经及肺经。自两胁逆上吐出者，属肝经。衄血者，血溢于脑，从鼻而出；咳血者，咳出痰内有血，并属肺经。吐出、呕出，成盆成碗者，属胃经。经漏不止曰崩。血热则妄行，宜以此凉之。虚人忌用，用干地黄可也。伤寒阳强，痘症大热。痘症用之甚多，本草未载。多服损胃。

生掘鲜者，捣汁饮之，或用酒制，则不伤胃。生则寒，干则凉，热则温。故分为三条，以便施用。

## 干地黄补阴、凉血

甘、苦而寒，沉阴而降。入手足少阴、心肾。厥阴心包、肝及手太阳经。小肠。滋阴退阳，凉血生血。治血虚发热，《经》曰：阴虚生内热。劳伤咳嗽，咳嗽阴虚者，地黄丸为要药，亦能除痰。丹溪曰：久病阴火上升，津液生痰不生血，宜补血以制相火，其痰自除。痿痹惊悸，有触而心动曰惊，无惊而自动曰悸，即怔忡也。有因心虚火动者，有因肝虚胆怯者，有因水停心下者，火畏水，故悸也。地黄能交心肾而益肝胆，亦能行水，故治之。吐衄尿血，痛为血淋，不痛为尿血。由心肾气结，或忧思房劳所致。多属虚寒，不可专作热治，血运崩中《经》曰：阴虚阳搏谓之崩。足下热痛，折跌绝筋，生地一斤，瓜姜糟一斤，生姜四两，炒热，罨伤折处，冷则易之。又生地汁三升，酒升半，煮服，下扑损瘀血。填骨髓，长肌肉，利大小便，调经安胎。又能杀虫，治心腹急痛。《海上方》：捣汁和面作馎饦食，能利出虫。忌用盐。《本草汇》曰：丹溪云：气病补血，虽不中病，亦无害也。不知血药属阴，其性凝滞，若胃虚气弱之人，过服归、地等剂，反致痞闷，饮食减少，变症百出，至死不悟，岂不惜哉！大抵血虚固不可专补其气，而气虚亦不可徒补其血也。凡劳病，阳虚宜四君补气，阴虚宜四物补血，阴阳俱虚者，宜合用，名八珍汤。

江浙生者，南方阳气力微；北方生者，纯阴力大，以怀庆肥大、菊花心者良。酒制则上行外行，姜制则不泥膈。恶贝母，畏芜荑，忌莱菔、葱、蒜、铜铁器。得酒、门冬、丹皮、当归良。

### 熟地黄 平补肝肾、养血滋阴

甘而微温。入手足少阴、厥阴经。滋肾水，补真阴，填骨髓，生精血，聪耳明目，耳为肾窍，目为肝窍。

目得血而能视，耳得血而能聪。黑发乌髭。治劳伤风痹，胎产百病，为补血之上剂。丹溪曰：产前当清热养血为主，产后宜大补气血为主，虽有杂证，从末治之。昂按：丹溪产后大补气血一语，诚至当不易之论。后人不善用之，多有风寒未解，瘀血未尽，妄施峻补，反致大害者，不可不察。王硕云：男子多阴虚，宜熟地；女子多血热，宜生地。

以好酒拌砂仁末，浸蒸晒九次用。地黄性寒，得酒与火与日则温。性泥，得砂仁则利气，且能引入丹田。六味丸用之为君，尺脉弱者加桂、附，所谓益火之原，以消阴翳也。尺脉旺者加知、柏，所谓壮水之主，以制阳光也。

## 何首乌平补肝肾、涩精

苦坚肾，温补肝，甘益血，涩收敛精气。添精益髓，养血祛风，治风先治血，血活则风散。强筋骨，乌髭发，故名首乌。令人有子，为滋补良药。气血太和，则劳瘦风虚，崩带疮痔，瘰疬痈肿，诸病自已。营血调则痈肿消。赤者外科呼为疮帚。止恶疟。益阴补肝，疟疾要药，而本草不言治疟。时珍曰：不寒不燥，功在地黄、天冬诸药之上。

有赤白二种。夜则藤交，一名交藤，有阴阳交合之象。赤雄入血分，白雌入气分。以大如拳、五瓣者良。三百年者大如栲栳，服之成地仙。凡使赤白各半泔浸，竹刀刮皮切片，用黑豆与首乌拌匀，铺柳甑，入砂锅，九蒸九晒用。茯苓为使，忌诸血、无鳞鱼、莱菔、葱蒜、铁器。唐时有何首乌者，祖名能嗣，父名延秀。能嗣五十八，尚无妻子，服此药七日，而思人道，娶妻连生数子。延秀服之，寿百六十岁。首乌又服之，寿百三十岁，发犹乌黑，李翱为立《何首乌传》。然流传虽久，服者尚少。明嘉靖初，方士邵应节进七宝美髯丹，世宗服之，连生皇子，遂盛行于世。方用赤、白首乌各一斤，黑豆拌，九蒸晒；茯苓半斤，乳拌；当归、枸杞、菟丝各半斤，俱酒浸；牛膝半斤，酒浸，同首乌第七次蒸至第九次；破故纸四两，黑脂麻炒，蜜丸。并忌铁器。昂按：地黄、何首乌，皆君药也，故六味丸以地黄为君，七宝丹以何首乌为君，各有配合，未可同类而共施也。即有加减，当各依本方，随病而施损益。今人多以何首乌加入地黄丸中，合两方而为一方，是一药二君，安所适从乎？失制方之本义矣。

# 增订本草备要

## 卷之二

休宁　汪　昂讱庵著辑
弟汪　桓殿武参订
同学郑曾庆赞寰同订
男汪　端其两
侄汪惟宠予锡
侄婿仇　澐天一同较

# 卷之二

## 草部



### 牡丹皮 泻伏火而补血

辛、苦，微寒。入手足少阴、心肾。厥阴。心包、肝。泻血中伏火，色丹故入血分。时珍曰：伏火即阴火也，阴火即相火也。世人专以黄柏治相火，不知丹皮之功更胜，故仲景肾气丸用之。和血凉血而生血，血热则枯，凉则生。破积血，积瘀不去则新血不生。通经脉。为吐衄必用之药。血属阴，本静，因相火所逼，故越出上窍。治中风五劳，惊痫瘛疭，筋脉伸缩抽掣为瘛疭。或手足抽掣，口眼㖞斜，卒然眩仆，吐涎身软，时发时止为痫。皆阴虚血热，风火相搏，痰随火涌所致。除烦热，疗痈疮，凉血。下胞胎，退无汗之骨蒸。张元素曰：丹皮治无汗之骨蒸，地骨皮治有汗之骨蒸。神不足者手少阴，志不足者足少阴。故仲景肾气丸用丹皮，治神志不足也。按《内经》云：水之精为志，故肾藏志；火之精为神，故心藏神。

单瓣花红者入药，肉厚者佳。酒拌蒸用。畏贝母、菟丝、大黄，忌蒜、胡荽，伏砒。时珍曰：花白者补，赤者利，人所罕悟，宜分别之。

## 续　断补肝肾、理筋骨

苦温补肾，辛温补肝。能宣通血脉而理筋骨。主伤中，补不足。《经疏》云：味甘故然。暖子宫，缩小便，破瘀血。治腰痛胎漏，怀妊沥血，崩带遗精。肠风血痢，《是斋方》：平胃散一两，川续断二钱半，每服二钱，米饭下，治时痢亦验。痈痔肿毒。又主金疮折跌，以功命名。止痛生肌。女科外科，需为上剂。

川产良，状如鸡脚，皮黄皱、节节断者真。去向里硬筋，酒浸用。地黄为使。

## 骨碎补补肾、治折伤

苦温补肾，故治耳鸣，耳鸣必由肾虚。及肾虚久泻。研末，入猪肾煨熟，空心食之。肾主二便，久泻多属肾虚，不可专责脾胃也。肾主骨，故治折伤，以功命名。粥和敷伤处。【《经》曰：肾者胃之关也。前阴利水，后阴利谷。】牙痛。炒黑为末，擦牙，咽下亦良。又入厥阴，心包、肝。能破血止血。入血行伤，故治折伤，粥和末裹伤处。

根似姜而扁长。去毛用，或蜜拌蒸。

## 益母草一名茺蔚。通行瘀血、生新血

辛、微苦，寒。入手足厥阴。心包、肝。消水行血，去瘀生新，调经解毒。瘀血去则经调。治血风血运，血痛血淋，胎漏产难，崩中带下。带脉横于腰间，病生于此，故名为带。赤属血，白属气。气虚者，补中益气而兼升提；血虚者，养血滋阴而兼调气。为经产良药，消疔肿乳痈，亦取其散瘀解毒。通大小便。然辛散之药，瞳子散大者忌服。

益母子主治略同，调经益精，明目血滞病目者则宜之活血，顺气逐风，气行则血行，血活则风散。行中有补。治心烦头痛，血虚而热之候。胎产带崩，令人有子。有补阴之功。时珍曰：益母根茎花叶实，皆可同用。若治疮肿胎产，消水行血，则宜并用；若治血分风热，明目调经，用子为良。盖根茎花叶专于行，子则行中有补也。《产宝》济阴返魂丹，小暑端午或六月六日，采益母茎叶花实，为末蜜丸，治胎产百病。《近效方》捣汁熬膏亦良。

忌铁。子微炒用。

### 泽　兰通，行血、消水

苦泄热，甘和血，辛散郁，香舒脾。入足太阴、厥阴脾、肝。通九窍，利关节，养血气，长肌肉，破宿血，调月经，消癥瘕，散水肿。防己为使。治产后血沥腰痛，瘀行未尽。吐血鼻洪，目痛头风，痈毒扑损。补而不滞，行而不峻，女科要药。古方泽兰丸甚多。

时珍曰：兰草、泽兰，一类二种，俱生下湿。紫茎素枝，赤节绿叶，叶对节生，有细齿。但以茎圆节长，叶光有歧者为兰草；茎微方、节短，叶有毛者为泽兰。嫩时并可挼音那而佩之，《楚词》所谓纫秋兰以为佩是也。朱文公《离骚辨证》曰：必花叶俱香，燥湿不变，方可刈佩。今之兰蕙，花虽香而叶无气，质弱易萎，不可刈佩。吴人呼为香草，俗名孩儿菊。夏日采，置发中，则发不脏，浸油涂发，去垢香泽，故名泽兰。兰草走气分，故能利水道，除痰癖，杀蛊辟恶，而为消渴良药；《经》曰：数食肥甘，传为消渴。治之以兰，除陈气也。泽兰走血分，故能消水肿，涂痈毒，破瘀除癥，而为妇人要药。以为今之山兰者，误矣！防己为使。寇宗奭、朱丹溪并以兰草为山兰之叶，李时珍考众说以讥之。按别本云：兰叶甘寒，清肺开胃，消痰利水，解郁调经，闽产者力胜。【闽产为胜，则是建兰矣。】李士材云：兰叶禀金水之气，故入肺脏，东垣方中尝用之，《内经》所谓治之以兰、除陈气者是也，余屡验之。李时珍又谓东垣所用乃兰草也。其集诸家之言曰：陈《遁斋闲览》云楚《骚》之兰，或以为都梁香，或以为泽兰，或以为猗兰，当以泽兰为正。今之所种如麦门冬者名幽兰，非真兰也。故陈止斋著《盗兰说》以讥之。【既名幽兰，正合《骚》经矣。】方虚谷《订兰说》言古之兰草即今之千金草，俗名孩儿菊者；今之所谓兰，其叶如茅者，根名土续断，因花馥郁，故得兰名。杨升庵云：世以如蒲、萱者为兰，“九畹”之受诬也久矣。【升庵九种，多有未确，故陈文烛作《正杨》以辨之。】又吴草庐有《兰说》云：兰为医经上品，有根有茎，草之植者也。今所谓兰无枝无茎，因黄山谷称之，世遂谬指为《离骚》之兰。寇氏本草溺于流俗，反疑旧说为非。夫医经为实用，岂可诬哉？今之兰果可以利水杀虫而除痰癖乎？其种盛于闽，朱子闽人，岂不识其土产而辨析若此？世俗至今，犹以非兰为兰，何其惑之甚也。昂按：朱子辨兰，援《离骚》纫佩以为证，窃谓纫佩亦骚人风致之词耳。如所云饮木兰之坠露、餐秋菊之落英，岂真露可饮而英可餐乎？又云制芰荷以为衣，集芙蓉以为裳，岂真芰荷可衣、芙蓉可裳乎？宋儒释经执泥，恐未可为定论也。第《骚》经既言秋兰，则非春兰明矣。《本经》既言泽兰，则非山兰明矣。是《离骚》之秋兰，当属《本经》之泽兰无疑也。然《离骚》不常曰春兰兮秋菊乎？不又曰结幽兰而延竚乎？不又曰疏石兰以为芳乎？若秋兰既属之泽兰，将所云春兰、幽兰、石兰者，又不得为山兰，当是何等之兰乎？且山兰为花中最上之品，古今评者，列之梅菊之前，今反屈于孩儿菊之下，以为盗袭其名，世间至贱之草，皆收入本草，独山兰清芬佳品，摈弃不录，何其不幸若斯之甚也！本草杀虫之药最多，皆未必有验，至于行水消痰，固山兰之叶力所优为者也。盖李时珍、陈、方、吴、杨辈，皆泥定陈藏器，以泽兰、兰草为一类二种，遂并《骚》经而疑之。崇泽兰而黜山兰，遂令兰草无复有用之者。不思若以为一类，则《本经》兰草一条，已属重出，何以《本经》兰草反列之上品，而泽兰止为中品乎？况一入气分，一入血分，迥然不同也。又《骚》经言兰者凡五，除木兰人所共识，其余春兰、秋兰、幽兰、石兰，若皆以为孩儿菊，是不特二种一类，且四种一类矣。而以为"九畹"之受诬，岂理也哉！盖《本经》言泽兰，所以别乎山也；言兰草，明用叶而不用其花也；《骚》经言秋兰，所以别乎春也；言石兰，所以别乎泽也。愚谓秋兰当属泽兰，而春兰、石兰，定是山兰。其曰幽兰，则山兰之别名，以其生于深山穷谷故也。【泽兰町畦贱品，幽字何可当也。】寇氏、朱氏之论，又安可全非也？姑附愚说，以谘多识之士。

## 白　微泻血热

苦、咸而寒。阳明、冲任之药。利阴气，下水气。主中风身热支满，忽忽不知人，阴虚火旺，则内热生风；火气焚灼，故身热支满；痰随火涌，故不知人。血厥，汗出过多，血少，阳气独上，气塞不行而厥，妇人尤多。此症宜白微汤，白微、当归各一两，参五钱，甘草钱半，每服五钱。热淋，温疟洗洗，寒热酸痛，寒热作，则营气不能内营，故酸痛。妇人伤中淋露，血热。《千金》白微散治胎前产后遗尿不知时，白微、芍药等分，酒调服。丹溪曰：此即河间所谓热甚廷孔郁结，神无所依，不能收禁之意也。廷孔，女人溺孔也。产虚烦呕。仲景安中益气竹皮丸用之。《经疏》曰：古方调经种子，往往用之。盖不孕缘于血热血少，而其源起于真阴不足，阳胜而内热，故营血日枯也。益阴清热，则血自生旺而有子矣，须佐以归、地、芍药、杜仲、苁蓉等药。

似牛膝而短小柔软。去须，酒洗用。恶大黄、大戟、山茱、姜、枣。

## 艾 叶 宣，理气血；燥，逐寒湿

苦、辛，生温、熟热。纯阳之性，能回垂绝之元阳。通十二经，走三阴，太、少、厥。理气血，逐寒湿，暖子宫，止诸血，温中开郁，调经安胎。胎动腰痛下血，胶艾汤良，阿胶、艾叶煎服。亦治虚痢。治吐衄崩带，治带要药。腹痛冷痢，霍乱转筋，皆理气血、逐寒湿之效。杀蛇治癣，醋煎。外科有用干艾作汤，投白矾二三钱洗疮，然后敷药者。盖人血气冷，必假艾力以佐阳，而艾性又能杀虫也。以之灸音九火，能透诸经而治百病。血热为病者禁用。灸火则气下行，入药则热上冲，不可过剂。丹田气弱，脐腹冷者，以熟艾装袋，兜脐腹甚妙。寒湿脚气，亦宜以此夹入袜内。

陈者良。揉捣如绵，谓之熟艾，灸火用。妇人丸散，醋煮捣饼，再为末用。入茯苓数片同研，则易细。煎服宜鲜者，苦酒醋也、香附为使。艾附丸，调妇人诸病，宋时重汤阴艾，自明成化来，则以蕲州艾为胜，云灸酒坛，一灸便透。《蒙筌》、《发明》，并以野艾为真。蕲艾虽香，实非艾种。

## 延胡索宣，活血、利气

辛、苦而温。入手足太阴肺、脾。厥阴心包、肝经。能行血中气滞，气中血滞，通小便，除风痹。治气凝血结，上下内外诸痛，通则不痛。癥瘕崩淋，月候不调，气血不和，因而凝滞，不以时至。产后血运，暴血上冲，折伤积血，疝气危急。为活血利气第一药。然辛温走而不守，独用力迅，宜兼补气血药。通经坠胎，血热气虚者禁用。

根如半夏，肉黄、小而坚者良。酒炒行血。醋炒止血。生用破血，炒用调血。

## 红　花古名红蓝花。通，行血、润燥

辛、苦、甘，温。入肝经而破瘀血，活血，瘀行则血活。有热结于中，暴吐紫黑血者，吐出为好。吐未尽，加桃仁、红花行之。大抵鲜血宜止，瘀血宜行。润燥，消肿止痛。凡血热血瘀，则作肿作痛。治经闭便难，血运口噤，胎死腹中，非活血行血不能下。痘疮血热，本草不言治痘。喉痹不通。又能入心经，生新血。须兼补血药为佐使。

俗用染红，并作胭脂。胭脂活血解毒，痘疔挑破，以油胭脂傅之良。少用养血，多则行血，过用能使血行不止而毙。血生于心包，藏于肝，属于冲、任。红花汁与相类，故治血病。有产妇血闷而死，名医陆氏以红花数十斤煮汤，寝妇于上而熏之，汤冷再加，半日而苏。《金匮》有红蓝花酒，云治妇人六十二种风。

## 茜　草通，行血

色赤入营，气温行滞，味酸走肝，而咸走血。《本经》苦寒。入厥阴心包、肝血分。能行血止血，能行故能止。消瘀通经。又能止吐、崩、尿血。消瘀通经。酒煎一两，通经甚效。治风痹黄疸，疸有五：黄疸、谷疸、酒疸、黄汗疸、女劳疸。此盖蓄血发黄，不专于湿热者也。女劳疸必属肾虚，亦不可以湿热例治。当用四物、知、柏壮其水，参、术培其气，随症而加利湿清热药。崩运扑损，痔瘘疮疖。血少者忌用。

根可染绛。忌铁。

## 紫　草泻血热、滑肠

甘、咸，气寒。入厥阴心包、肝血分。凉血活血，利九窍，通二便。咸寒性滑。治心腹邪气，即热也。水肿五疸，瘑癣恶疮血热所致及痘疮血热毒盛、二便闭涩者。血热则毒闭，得紫草凉之，则血行而毒出。大便利者忌之。《活幼心书》云：紫草性寒，小儿脾实者可用，脾虚者反能作泻。古方惟用茸，取其初得阳气，以类触类，用发痘疮。今人不达此理，一概用之，误矣。泻者忌用。

去头、须，酒洗。

## 凌霄花一名紫葳。泻血热

甘、酸而寒。入厥阴心包、肝血分。能去血中伏火，破血去瘀。主产乳余疾，崩带癥瘕，肠结、不大便。血闭，淋闷风痒，血热生风之症。女科多用，孕妇忌之。

《本经》云：养胎。《经疏》云：破血之药，非所宜也。肺痈有用之为君药者。凌霄花为末，和蜜陀僧唾调，敷酒齄，甚验。

藤生，花开五瓣，黄赤有点，不可近鼻闻，伤脑。

## 大、小蓟泻，凉血

甘，温。《大明》曰凉。皆能破血下气，行而带补。治吐衄肠痈，女子赤白沃，安胎。凉血之功。小蓟力微，能破瘀生新，保精养血，退热补虚，不能如大蓟之消痈肿。丹溪曰：小蓟治下焦结热血淋。《本事方》：一人冷气入阴囊，肿满疼痛，煎大蓟汁服，立瘥。

两蓟相似，花如髻。大蓟茎高而叶皱，小蓟茎低而叶不皱。皆用根。

## 三　七亦名山漆。泻，散瘀、定痛

甘、苦，微温。散血定痛。治吐血衄血，血痢血崩，目赤痈肿，醋磨涂即散。已破者为末掺之。为金疮杖疮要药。杖时先服一二钱，则血不冲心。杖后敷之，去瘀消肿易愈。大抵阳明、厥阴血分之药，故治血病。

此药近时始出，军中恃之。从广西山洞来者，略似白及、地黄，有节，味微甘，颇似人参。以末掺猪血中，血化为水者真。近出一种，叶似菊、艾而劲厚，有歧尖，茎有赤棱，夏秋开黄花，蕊如金丝，盘纽可爱，而气不香。根大如牛蒡，味甘。极易繁衍。云是三七[①]，治金疮折伤血病甚效，与南中来者不同。

---

① 云是三七：此非五加科正品三七，乃菊科植物土三七，又名菊叶三七。

### 地　榆涩，止血

苦、酸，微寒。性沉而涩，本草未尝言涩，然能收汗止血，皆酸敛之功也。入下焦，除血热。治吐衄崩中，血虚禁用。肠风、血鲜者为肠风，随感而见也；血瘀者为脏毒，积久而发也。粪前为近血，出肠胃；粪后为远血，出肺肝。血痢。苏颂曰：古方断下多用之。【苏颂，著《本草图经》。】寇宗奭曰：虚寒泻痢及初起者忌用。

似柳根，外黑里红。取上截，炒黑用。梢反行血。得发良。恶麦冬。

### 蒲　黄生滑，行血；炒涩，止血

甘，平。厥阴心包、肝血分药。生用性滑，行血消瘀，通经脉，利小便，祛心腹膀胱寒热。同五灵脂，治心腹血气痛，名失笑散。疗扑打损伤，疮疖诸肿。一妇舌胀满口，以蒲黄频掺，比晓乃愈。宋度宗舌胀满口，御医用蒲黄、干姜末等分，搽之愈。时珍曰：观此则蒲黄之凉血、活血可知矣。盖舌为心苗，心包相火，乃其臣使，得干姜，是阴阳相济也。炒黑性涩，止一切血，崩带泄精。

香蒲，花中蕊屑，汤成入药。

### 卷　柏生：泻，行血；炙：涩，止血

生用辛平，破血通经，治癥瘕淋结；炙用辛温，止血，治肠风脱肛。

生石上，拳挛如鸡足，俗呼万年松。凡使，盐水煮半日，井水煮半日，焙用。

## 䕡茹泻，破血

辛，寒，有小毒。蚀恶肉，排脓血，杀疥虫，除热痹，破癥瘕。《内经》同乌鲗骨，治妇人血枯。

根如莱菔，皮黄肉白。叶长微阔，折之有汁。结实如豆，一颗三粒。甘草为使。

## 菴䕡子泻，行水、散血

苦、辛，微寒。《别录》微温。入肝经血分。行水散血，散中有补。治阳痿经涩，腰膝骨节重痛，产后血气作痛，闪挫折伤。扑打方多用之。能制蛇。见之则烂。

叶似菊而薄，茎似艾而粗。薏苡为使。

## 郁　金宣，行气解郁；泻，凉血破瘀

辛、苦，气寒。纯阴之品，其性轻扬上行，入心及包络，兼入肺经。凉心热，散肝郁，下气破血。行滞气，亦不损正气；破瘀血，亦能生新血。治吐衄尿血，妇人经脉逆行，经不下行，上为吐衄诸证。用郁金末，加韭汁、姜汁、童便服，其血自清。痰中带血者，加竹沥。血气诸痛，产后败血攻心，癫狂失心，癫多喜笑，尚知畏惧，症属不足；狂多忿怒，人莫能制，症属有余。此病多因惊忧，瘀血塞于心窍所致。郁金七两，白矾三两，米糊丸服，名白金丸。郁金入心散恶血，明矾化顽痰故也。痘毒入心。郁金一两，甘草二钱半，煮干，焙，研末，冰片五分，每用一钱，加猪血五七滴，新汲水下。治斑痘始有白泡，忽搐入腹，紫黑无脓。下蛊毒。同升麻服，不吐则下。

出川广，体锐圆如蝉肚，外黄内赤，色鲜微香，味苦带甘者真。市人多以姜黄伪之。

## 姜　黄 泻，破血、行气



苦、辛。《本草》大寒。藏器、大明曰热。色黄，入脾兼入肝经。理血中之气，下气破血，除风消肿，功力烈于郁金。治气胀血积，产后败血攻心，通月经，疗扑损。片子者能入手臂，治风寒湿痹。血虚臂痛者勿用。时珍曰：入臂治痛，其兼理血中之气可知。

出川广。陈藏器曰：郁金苦寒色赤，姜黄辛温色黄，蒁味苦色青，三物不同，所用各别。《经疏》曰：姜黄主治，介乎三棱、郁金之间。时珍曰：姜黄、郁金、莪蒁，形状功用，大略相近。但郁金入心，专治血；姜黄入脾，兼治血中之气；蒁入肝，治气中之血，稍为不同。今时以扁如干姜者，为片子姜黄；圆如蝉腹者，为蝉肚郁金，并可染色。蒁形虽似郁金，而色不黄也。

## 莪　蒁 音述。泻，破血、行气、消积

辛、苦，气温。入肝经血分。破气中之血，能通肝经聚血。消瘀通经，开胃化食，解毒止痛。治心腹诸痛，冷气吐酸，奔豚痃癖。酒、醋磨服。痃，音贤，小腹积。痃癖多见于男子，癥瘕多见于妇人。莪蒁香烈，行气通窍，同三棱用，治积聚诸气良。按五积：心积曰伏梁，起脐上至心下；肝积曰肥气，在左胁；肺积曰息贲【贲，同奔】，在右胁；脾积曰痞气，在胃脘右侧；肾积曰奔豚，在小腹上至心下。治之不宜专用下药，恐损真气，宜于破血行气药中，加补脾胃药。气旺方能磨积，正旺则邪自消也。《经》曰：大积大聚，其可犯

也，衰其大半而止，过者死。东垣五积方，用三棱、莪蒁，皆兼人参，赞助成功。按治积诸药，神曲、麦芽化谷食，莱菔化面食，硇砂、阿魏、山查化肉食，紫苏化鱼蟹毒，葛花、枳椇消酒积，麝香消酒积、果积，牵牛、芫花、大戟行水饮，三棱、莪蒁、鳖甲消癥瘕，木香、槟榔行气滞，礞石、蛤粉攻痰积，巴豆攻冷积，大黄、芒硝攻热积，雄黄、腻粉攻涎积、虻虫、水蛭攻血积。虽为泄剂，亦能益气。王好古曰：故治气短不能接续，大小七香丸、积香丸、诸汤散中多用之。

根如生姜，茂生根下，似卵不齐。坚硬难捣，灰火煨透，乘热捣之。入气分。或醋磨、酒磨，或煮熟用。入血分。

## 荆三棱泻，行气、破血、消积

苦，平。色白属金，皮黑肉白。入肝经血分，破血中之气，亦通肝经聚血。兼入脾经。散一切血瘀气结，疮硬食停，老块坚积。乃坚者削之。从血药则治血，从气药则治气。须辅以健脾补气药良。昔有人患癥瘕死，遗言开腹取之，得病块如石，文理五色，削成刀柄。因刈三棱，柄消成水，乃知此药可疗癥瘕。消肿止痛，通乳堕胎。功近香附而力峻，虚者慎用。

色黄体重，若鲫鱼而小者良。醋浸炒，或面裹煨。

## 白茅根泻火、补中、止血、止哕

甘，寒。入手少阴心，足太阴、阳明。脾、胃。补中益气，除伏热，消瘀血，利小便，解酒毒。治吐衄诸血，心肝火旺，逼血上行，则吐血；肺火盛，则衄血。茅根甘和血，寒凉血，引火下降，故治之。扑损瘀血，捣汁服，名茅花汤。亦治鼻衄产淋，血闭寒热，血瘀则闭，闭则寒热作矣。淋沥崩中，血热则崩。伤寒哕逆，即呃逆。《说文》曰：哕，气牾也。东垣作干呕之甚者，未是。肺热喘急，内热烦渴，黄疸水肿。清火行水。时珍曰：良药也，世人以微而忽之，惟事苦寒之剂，伤冲和之气，乌足知此哉！

茅针：溃痈疖。酒煮服。一针溃一孔，二针溃二孔。

## 芦　根泻热，止呕

甘益胃，寒降火。治呕哕反胃，胃热火升，则呕逆、食不下。《金匮》方：芦根煎服。消渴客热，伤寒内热，止小便数。肺为水之上源，脾气散精，上归于肺，始能通调水道，下输膀胱。肾为水脏，而主二便。三经有热，则小便数，甚至不能少忍，火性急速故也。芦中空，故入心肺，清上焦热，热解则肺之气化行，而小便复其常道矣。解鱼、蟹、河豚毒。

取逆水肥厚者，去须、节用。

## 苎　根泻热、散瘀

甘寒而滑。补阴破瘀，解热润燥。治天行热疾，大渴大狂，胎动下血，诸淋血淋，捣贴赤游丹毒，痈疽发背，金疮伤折，止血，易痂。鸡鱼骨鲠，捣如龙眼，鸡骨，鸡汤下；鱼骨，鱼汤下。汁能化血为水。

苎皮与产妇作枕，止血运；安腹上，止产后腹痛；散瘀之功。沤苎汁，疗消渴。

## 蔷薇根泻湿热

苦涩而冷。入胃、大肠经。除风热、湿热，生肌杀虫。治泄痢消渴，牙痛口糜，煎汁含漱。遗尿好眠，痈疽疮癣。花有黄白红紫数色，以黄心、白色、粉红者入药。

子名营实，酸温。主治略同。《千金》曰：蔷薇根、角蒿，口疮之神药。角蒿所在多有，开淡红紫花，角微弯，长二寸许，辛苦有小毒。治恶疮有虫及口齿疮。

## 芭蕉根泻热

味甘，大寒。治天行热狂，烦闷消渴，产后血胀，并捣汁服。涂痈肿结热。为末，油调敷，霜后者佳。

## 大　黄大泻血分实热、下有形积滞

大苦，大寒。入足太阴脾，手足阳明、厥阴大肠、胃、心包、肝血分。其性沉而不浮，其用走而不守。若酒浸，亦能引至至高之分。仲景太阳门调胃承气汤，大黄注曰酒浸；阳明门大承气汤，大黄注曰酒洗；少阳、阳明小承气汤，大黄不用酒制，皆有分别。东垣曰：邪气在上，非酒不至。若用生者，则遗至高之邪热，病愈后，或目赤、喉痹、头肿、膈上热疾生也。用以荡涤肠胃，下燥结而除瘀热。治伤寒时疾，发热谵语，大肠有燥粪，故谵语，宜下之。谵，音占。温热瘴疟，下痢赤白，腹痛里急，黄疸水肿，癥瘕积聚，积久成形谓之积，属阴；聚散无常谓之聚，属阳。积多是血，或食或痰，聚多是气。留饮宿食，心腹痞满，二便不通，皆土郁夺之。吐血衄血，血闭血枯，损伤积血，一切实热，血中伏火，行水除痰，蚀脓消肿，能推陈致新。然伤元气而耗阴血。下多亡阴。若病在气分，胃虚血弱人禁用。病在气分而用之，是为诛伐无过。东垣曰：能推陈致新，如定祸乱以致太平，所以有将军之号。时珍曰：仲景泻心汤，治心气不足吐衄血者，用大黄、黄连、黄芩，乃泻心包、肝、脾、胃四经血中之伏火也。又治心下痞满、按之软者，用大黄、黄连泻心汤，亦泻脾胃之湿热，非泻心也。病发于阴，而反下之则痞满。乃寒伤营血，邪结上焦，胃之上脘当心，故曰泻心。《经》曰：太阴所至为痞满。又曰：浊气在上，则生䐜胀是已【䐜，音嗔】。病发于阳，而反下之则结胸。乃热邪陷入血分，亦在上脘，故大陷胸汤、丸皆用大黄，亦泻脾胃血分之邪，而降其浊气也。若结胸在气分，只用小陷胸汤；痞满在气分，只用半夏泻心汤。或问心气不足而吐衄，何以不补心而反泻心？丹溪曰：少阴不足，亢阳无辅，致阴血妄行，故用大黄泻其亢甚之火；又心本不足，肺肝各受火邪而病作，故用黄芩救肺，黄连救肝，肺者阴之主，肝者心之母，血之合也，肺肝火退，则血归经而自安矣。寇宗奭曰：以苦泄其热，就以苦补其心，盖一举而两得之。李士材曰：古人用大黄治虚劳吐衄，意甚深微。盖浊阴不降，则清阳不生；瘀血不去，则新血不生也。

川产锦纹者良。有酒浸、酒蒸，生、熟之不同。生用更峻。黄芩为使。欲取通利者，不得骤进谷食，大黄得谷食，便不能通利耳。《夷坚志》汤火伤者，捣生大黄醋调敷，止痛无瘢。

## 黄　芩 泻火、除湿

苦入心，寒胜热。泻中焦实火，除脾家湿热。治澼痢腹痛，便血曰澼。寒痛忌用。凡腹痛有寒热、虚实、食积、瘀血、痰湿之不同，寒宜温，热宜清，虚宜补，实宜下，食宜消导，瘀血宜行散，痰湿宜化痰利湿。痛时手不可按者为实痛，按之痛止者为虚痛。寒热往来，邪在少阳。黄疸五淋，血闭实热在血分气逆，痈疽疮疡，及诸失血。消痰、丹溪曰：黄芩降痰，假其降火也。按痰因火动，当先降火。利水，解渴安胎，胎孕宜清热凉血，血不妄行则胎安。养阴退阳，补膀胱水。酒炒则上行，泻肺火，利胸中气。肺主气，热伤气，泻热所以保肺。治上焦之风热、湿热，丹溪曰：黄芩，上、中二焦药。火嗽喉腥，五臭，肺为腥。目赤肿痛。过服损胃，血虚、寒中者禁用。得柴胡退寒热，得芍药治痢，得厚朴、黄连止腹痛，得桑皮泻肺火，得白术安胎之圣药。时珍曰：仲景治少阳症小柴胡汤，太阳少阳合病下利黄芩汤，少阳症下后心满泻心汤，并用之。盖黄连苦寒，入心泻热，除脾家湿热，使胃火不流入肺，不致刑金，即所以保肺也。肺虚不宜者，苦寒伤土，损其母也。少阳症虽在半表半里，而胸膈痞满，实兼心肺上焦之邪；心烦喜呕，默默不欲食，又兼脾胃中焦之症，故用黄芩以治手足少阳相火，黄芩亦少阳药也。杨士瀛曰：柴胡退热，不及黄芩。时珍曰：柴胡乃苦以发之，散火之标也；黄芩乃寒能胜热，折火之本也。东垣治肺热，身如火燎，烦躁引饮而昼盛者，宜一味黄芩汤，以泻肺经气分之火，黄芩一两煎服。《本事方》用治崩中暴下。

黄明者良。中虚者名枯芩，即片芩，泻肺火，清肌表之热。内实名条芩，即子芩，泻大肠火，补膀胱水。上行酒炒。泻肝胆火，猪胆汁炒。山茱萸、龙骨为使，畏丹皮、丹砂。

## 黄　连 泻火、燥湿

大苦，大寒。入心泻火，王海藏曰：泻心，实泻脾也。

实则泻其子。镇肝凉血，凡治血，防风为上部之使，黄连为中部之使，地榆为下部之使。燥湿开郁，解渴、单用能治消渴。除烦，益肝胆，厚肠胃，消心瘀，能去心窍恶血。止盗汗。凉心。治肠澼泻痢，便血曰澼，有脏连丸。湿热郁而为痢，黄连治痢要药。噤口者，热壅上焦，同人参煎汤呷之，但得下咽便好。喻嘉言曰：下痢必先汗解其外，后调其内。首用辛凉以解表，次用苦寒以攻里。《机要》云：后重宜下，腹痛宜和，身重宜除湿，脉弦宜去风，风邪内结宜汗，身冷自汗宜温，脓血稠粘宜重剂以竭之。下痢，赤属血分，白属气分。戴氏曰：俗谓赤热、白寒者，非也。通作湿热处治，但有新久、虚实之分。痞满、燥湿开郁。仲景治九种心下痞，五等泻心汤皆用之。腹痛，清热。心痛伏梁，心积。目痛眦伤，人乳浸点或合归、芍等分，煎汤热洗，散热活血。痈疽疮疥，诸痛痒疮，皆属心火。酒毒胎毒，小儿初生，合甘草为末，蜜调令咽之。明目、《传信方》：羊肝一具，黄连一两，捣丸，名羊肝丸，凡是目疾皆治。定惊，镇肝。止汗解毒，除疳、同猪肚蒸为丸。杀蛔。蛔得苦则伏。虚寒为病者禁用。久服黄连、苦参反热，从火化也。昂按：炎上作苦，味苦必燥，燥则热矣。且苦寒沉阴肃杀，伐伤生和之气也。韩懋曰：黄连与肉桂同行，能交心肾于顷刻。时珍曰：治痢用香连丸，姜连丸用黄连、干姜，姜黄散用黄连、生姜，左金丸用黄连、吴茱萸，治口疮用黄连、细辛，止下血用黄连、大蒜，一阴一阳，寒因热用，热因寒用，最得制方之妙。

出宣州者粗肥，出四川者瘦小。状类鹰爪、连珠者良。去毛。治心火生用，虚火醋炒，肝胆火猪胆汁炒，上焦火酒炒，有吞酸嘈杂等症，亦有吐酸者名酢心，宜黄连吴茱萸降火开郁。酢，音醋。中焦火姜汁炒，下焦火盐水或童便炒，食积火黄土炒。治湿热在气分，吴茱萸汤炒，在血分干漆水炒。点眼赤人乳浸。时珍曰：诸法不独为之引导，盖辛热制其寒苦，咸寒制其燥性，用者详之。黄芩、龙骨为使，恶菊花、玄参、僵蚕、白鲜皮，畏款冬、牛膝，忌猪肉。时珍曰：方有脏连丸、黄连猪肚丸，岂忌肉而不忌脏腑乎？杀乌头、巴豆毒。黄连泻心火，佐以龙胆泻肝胆火，白芍泻脾火，石膏泻胃火，知母泻肾火，黄柏泻膀胱火，木通泻小肠火。黄芩泻肺火，栀子佐之；泻大肠火，黄连佐之；柴胡泻肝胆火，黄连佐之；泻三焦火，黄芩佐之。郑奠一曰：热郁恶心，兀兀欲吐，用黄连数分甚效。

## 胡黄连泻热、疗惊疳

苦，寒。去心热，益肝胆，厚肠胃。治骨蒸劳热，五心烦热，心窝，手心、足心。三消、渴而多饮为上消，肺热也。心移热于肺，传为膈消是也。多食善饥为中消，胃热也，瘅成为消中是也。渴而小便数有膏为下消，肾热而水亏也。五痔，牝痔、牡痔、脉痔、肠痔、血痔。湿热下流伤血分，无所施泄，则逼肛门而为痔肿。温疟泻痢，女人胎蒸。消果子积，为小儿惊疳良药。朱二允曰：解吃烟毒，合茶服之甚效。

性味功用似黄连，故名。出波斯国，今秦陇、南海亦有之。心黑外黄，折之尘出如烟者真。畏恶同黄连。

## 苦　参泻火、燥湿、补阴

苦燥湿，寒胜热。沉阴主肾。补阴益精，养肝胆，安五脏，湿热去则血气和平，而五脏自安。利九窍，生津止渴，明目止泪。泪为肝热。治温病血痢，纯下清血者，风伤肝也，宜散风凉血；下如豆汁者，湿伤脾也，宜清热渗湿。肠风溺赤，黄疸酒毒。热生风，湿生虫，又能祛风、逐水、杀虫，治大肠疥癞。然大苦大寒，肝肾虚而无热者勿服。张从正曰：凡药皆毒也，虽苦参、甘草，不可不谓之毒，久服必偏胜为患。《经》曰：五味入胃，各归其所喜攻，久而增气，物化之常也。气增而久，夭之由也。王冰注曰：气增不已，则脏有偏胜，偏胜则脏有偏绝，故令人暴夭。《笔谈》曰：久用苦参擦牙，遂病腰痛，由其气伤肾也。《经》又曰：大毒治病，十去其六；常毒治病，十去其七；小毒治病，十去其八；无毒治病，十去其九；谷肉果菜，食养尽之。无使过之，伤其正也。按：人参补脾，沙参补肺，紫参补肝，丹参补心，玄参补肾。苦参不在五参之内，然名参者皆补也。【东坡云：药能医病，不能养人。食能养人，不能医病。】

糯米泔浸去腥气，蒸用。玄参为使，恶贝母、菟丝子、漏卢，反藜芦。苦参一两，或酒煎，或醋煮，能吐天行时毒。

## 知　母 泻火补水、润燥滑肠

辛、苦，寒滑。上清肺金而泻火，泻胃热、膀胱邪热、肾命相火。下润肾燥而滋阴，入二经气分。黄柏入二经血分，故二药必相须而行。消痰定嗽，止渴安胎。莫非清火之用。治伤寒烦热，蓐劳产劳骨蒸。退有汗之骨蒸。燥渴虚烦，久疟下痢，治嗽者，清肺火也。治渴者，清胃火也。退骨蒸者，泻肾火也。利二便，消浮肿。小便利则肿消。东垣曰：热在上焦气分，便闷而渴，乃肺中伏热，不能生水，膀胱绝其化源。宜用淡渗之药，泻火清金，滋水之化源。热在下焦血分，便闷而不渴，乃真水不足，膀胱干涸，无阴则阳无以化。宜用黄柏、知母大苦寒之药，滋肾与膀胱之阴，而阳自化，小便自通。【东垣治便秘，以渴不渴分之。】丹溪曰：小便不通，有热有湿，有气结于下，宜清、宜燥、宜升。又有隔二隔三之治。如肺不燥，但膀胱热，宜泻膀胱，此正治；如因肺热不能生水，则清肺，此隔二之治；如因脾湿不运而精不上升，故肺不能生水，则燥胃健脾，此隔三之治。泻膀胱，黄柏、知母之类；清肺，车前、茯苓之类；燥脾，二术之类。昂按：凡病皆有隔二隔三之治，不独便闷也。然苦寒伤胃而滑肠，多服令人泻。李士材曰：苦寒肃杀，非长养万物者也。世以其滋阴，施之虚损之人，如水益深矣，特表出以为戒。

得酒良。上行酒浸，下行盐水拌。忌铁。

### 龙胆草泻肝胆火、下焦湿热

大苦，大寒，沉阴下行。益肝胆而泻火，相火寄于肝胆，有泻无补，泻其邪热，即所以补之也。兼入膀胱、肾经。除下焦之湿热，与防己同功。酒浸亦能外行、上行。治骨间寒热，肾主骨。惊痫邪气，肝经风火。时气温热，热痢疸黄，寒湿脚气，足伤寒湿，则成脚气。肿而痛者，为湿脚气，宜清热利湿搜风。又有挛缩枯细，痛而不肿者，名干脚气，宜养血润燥。咽喉风热，赤睛努肉，泻肝胆火，能明目。元素曰：柴胡为主，龙胆为使，目疾要药。昂按：若目疾初起，宜发散，忌用寒凉。痈疽疮疥。过服损胃。

甘草水浸一宿，曝用。小豆、贯众为使，忌地黄。

### 青　黛泻肝、散郁火

咸，寒，色青，泻肝。散五脏郁火，解中下焦蓄蕴风热。《衍义》曰：一妇患脐、腹、二阴遍生湿疮，热痒而痛，出黄汁，二便涩。用鳗鲡、松脂、黄丹之类涂之，热痛愈甚。其妇嗜酒，喜食鱼虾发风之物。乃用马齿苋四两研烂，入青黛一两和涂，热痛皆去，仍服八正散而愈。此中下焦蓄蕴风热。毒气若不出，当作肠风内痔。妇不能禁酒物，果仍发痔。治伤寒发斑，吐咯痢血，阴虚火炎者忌用。合杏仁研，置柿饼中煨食，名圣饼子，治咯血。小儿惊痫，疳热丹热。敷痈疮、蛇犬毒。

即靛花。取娇碧者，水飞净用。内多石灰，故须淘净。

## 大　青泻心胃热毒

微苦、咸，大寒。解心胃热毒。治伤寒时疾热狂，阳毒发斑，热甚伤血，里实表虚，则发斑。轻如疹子，重如锦纹。紫黑者，热极而胃烂也，多死。《活人》治赤斑烦痛，有犀角大青汤。黄疸热痢，丹毒喉痹。

处处有之。高二三尺，茎圆叶长，叶对节生，八月开小红花成簇，实大如椒，色赤。用茎叶。

## 牵　牛大泻气分湿热

辛，热，有毒，属火善走。入肺经，泻气分之湿热，肺主气，火能平金而泄肺。能达右肾命门，走精隧，通下焦郁遏，及大肠风秘、气秘，利大小便，逐水消痰，杀虫堕胎。治水肿喘满，痃癖气块。若湿热在血分、胃弱气虚人禁用。东垣曰：牵牛苦寒，误矣！其味辛辣，久嚼猛烈雄壮，所谓苦寒安在哉？乃泻气之药，比诸辛药泄气尤甚。若湿从下受，下焦主血，血中之湿，宜苦寒之味，而反用辛热之药，泄上焦之气，是血病泻气，使气血俱损也。王好古曰：以气药引则入气，以大黄引则入血。时珍曰：一妇肠结，年几六十，服养血润燥药则泥结，服硝、黄药则若罔知，如此三十余年。其人体肥，膏粱而多郁，日吐酸痰乃宽。此乃三焦气滞，有升无降，津液皆化为痰，不能下润肠腑，非血燥也。润剂留滞，硝、黄入血，不能入气，故无效。用牵牛为末，皂角膏丸，才服便通。外甥素多酒色病，二便不通，胀痛呻吟七昼夜，用通利药不效。予言此乃湿热之邪在精道，壅隧路，病在二阴之间，故前阻小便，后阻大便，病不在大肠、膀胱也。用楝实、茴香、穿山甲诸药，倍牵牛，三服而平。东垣补下焦阳虚，天真丹用牵牛盐水炒黑，佐沉香、杜仲、肉桂、破故纸诸药，深得补泻兼施之妙。

有黑白二种，黑者力速。亦名黑丑。取子淘去浮者，舂去皮用。得木香、干姜良。此药汉前未入本草，故仲景方中无此，《别录》始载之，宋后始多用者。

### 防　己通，行水、泻下焦血分湿热

大辛、苦，寒。《本经》平，《别录》温。太阳膀胱经药。能行十二经，通腠理，利九窍，泻下焦血分湿热，为疗风水之要药。治肺气喘嗽，水湿。热气诸痫，降气下痰。温疟脚气，足伤寒湿为脚气。寒湿郁而为热，湿则肿，热则痛。防己为主药，湿加苡仁、苍术、木瓜、木通，热加芩、柏，风加羌活、萆薢，痰加竹沥、南星，痛加香附、木香，活血加四物，大便秘加桃仁、红花，小便秘加牛膝、泽泻，痛连臂加桂枝、威灵仙，痛连胁加胆草。又有足跟痛者，属肾虚，不与脚气同论。水肿风肿，痈肿恶疮。或湿热流入十二经，致二阴不通者，非此不可。然性险而健，阴虚及湿热在上焦气分者禁用。《十剂》曰：通可去滞，通草、防己之属是也。通草即木通，是徐之才亦以行水者，为通与燥剂无以别矣。木通甘淡，泻气分湿热；防己苦寒，泻血分湿热。【本集以行水为通剂，改热药为燥剂。】

出汉中。根大而虚通，心有花纹，色黄，名汉防己；黑点、黄腥、木强者，名木防已，不佳。陈藏器曰：治风用木防己，治水用汉防己。酒洗用。恶细辛，畏萆薢。

## 葶　苈 大泻气秘，通，行水

辛、苦，大寒。属火性急，大能下气，行膀胱水。肺中水气膹急者，非此不能除。破积聚癥结，伏留热气，消肿除痰，止嗽定喘，水湿泛溢，为肿胀，为痰嗽，为喘满。通经利便。久服令人虚。《十剂》曰：泄可去闭，葶苈、大黄之属是也。大黄泄阴分血闭，葶苈泄阳分气闭。气味俱厚，不减大黄。然有甜苦二种，甜者性缓，苦者性急，泄肺而伤胃，宜大枣辅之。仲景有葶苈大枣泻肺汤，治肺气喘急不得卧。昂按：辅以大枣，补土所以制水。

子如黍米，微长色黄。合糯米微炒，去米用。得酒良。榆皮为使。

## 甘　遂 大通，泻经隧水湿

苦，寒，有毒。能泻肾经及隧道水湿，直达水气所结之处，以攻决为用，为下水之圣药。仲景大陷胸汤用之。主十二种水，大腹肿满，名水蛊。喻嘉言曰：胃为水谷之海，五脏六腑之源。脾不能散胃之水精于肺，而病于中；

肺不能通胃之水道于膀胱，而病于上；肾不能司胃之关，时其蓄泄，而病于下，以致积水浸淫，无所底止。【肾者，胃之关也。前阴利水，后阴利谷。】王好古曰：水者，脾肺肾三经所主。有五脏六腑十二经之部分，上头面，中四肢，下腰脚，外皮肤，中肌肉，内筋骨。脉有尺寸之殊，浮沉之别，不可轻泻。当知病在何经何脏，方可用之。按：水肿有痰裹、食积、瘀血，致清不升、浊不降而成者；有湿热相生、隧道阻塞而成者；有燥热冲击，秘结不通而成者，症属有余。有服寒凉，伤饮食，中气虚衰而成者；有大病后正气衰惫而成者；有小便不通，水液妄行，脾莫能制而成者，症属不足。宜分别治之。然其源多由中气不足而起。丹溪曰：水病当以健脾为主，使脾实而气运，则水自行。宜参、苓为君，视所挟症加减。苟徒用利水药，多致不救。瘕疝积聚，留饮宿食，痰迷癫痫。虚者忌用。

皮赤肉白，根作连珠，重实者良。面裹煨熟用。或用甘草、荠苨汁浸三日，其水如墨，以清为度，再面裹煨。瓜蒂为使，恶远志，反甘草。张仲景治心下留饮，与甘草同用，取其相反以立功也。有治水肿及肿毒者，以甘遂末敷肿处，浓煎甘草汤服之，其肿立消。二物相反，感应如此。

## 大　戟大通，泻脏腑水湿

苦，寒，有毒。能泻脏腑水湿，行血发汗，利大小便。治十二种水，腹满急痛，积聚癥瘕，颈腋痈肿，风毒脚肿，通经堕胎。误服损真气。时珍曰：痰涎为物，随气升降，无处不到。入心则迷，成癫痫；入肺则塞窍，为咳喘背冷；入肝则胁痛干呕，寒热往来；入经络则麻痹疼痛；入筋骨则牵引隐痛；入皮肉则瘰疬痈肿。陈无择并以控涎丹主之，殊有奇效。此乃治痰之本。痰之本，水也，湿也，得气与火，则结为痰。大戟能泄脏腑水湿，甘遂能行经络水湿，白芥子能散皮里膜外痰气，惟善用者能收奇功也。又曰：钱仲阳谓肾为真水，有补无泻。复云痘症变黑归肾者，用百祥膏下之，非泻肾也，泻其腑，则脏自不实。腑者，膀胱也。百祥惟大戟一味，能行膀胱之水故也。窃谓非独泻腑，乃肾邪实而泻肝也。实则泻其子。大戟浸水青绿，肝胆之色也。痘症毒盛火炽，则水益涸；风挟火势，则土受亏，故津液内竭，不能化脓，而成黑陷之症。泻其风火之毒，所以救肾扶脾也。昂按：泻心乃所以补心，泻肾即所以救肾，邪热退则真阴复矣。《机要》用大戟一两，枣三枚，同煮焙干，去戟，用枣丸服，名枣变百祥丸。

杭产紫者为上，北产白者伤人。浆水煮，去骨用。得大枣则不损脾，畏菖蒲，反甘草。

## 商　陆 大通，行水

苦，寒，有毒。诸家辛、酸，李时珍苦，寒。沉阴下行，与大戟、甘遂同功。疗水肿胀满，肿属脾，胀属肝。肿则阳气犹行，如单胀而不肿者名臌胀，为木横克土，难治。肿胀朝宽暮急为血虚；暮宽朝急为气虚，朝暮俱急为气血两虚。肿胀由心腹而散四肢者吉，由四肢而入心腹者危。男自下而上，女自上而下，皆难治。瘕疝痈肿，喉痹不通，薄切醋炒，涂喉中良。湿热之病，泻蛊毒，敷恶疮，堕胎孕，令人见鬼神。

取花白者根，赤者伤人，只堪贴脐，入麝三分捣贴，小便利则肿消。黑豆汤浸蒸用。得蒜良。

## 芫　花 大通，行水

苦，温，有毒。去水饮痰癖，疗五水在五脏、皮肤，胀满喘急，痛引胸胁，咳嗽瘴疟。五水者，风水、皮水、正水、石水、黄汗也。水积胞中，坚满如石，名石水。汗如柏汁，名黄汗，久不愈必致痈脓。时珍曰：仲景治伤寒太阳症，表未解，心下有水而咳，干呕发热，或喘或利者，小青龙汤主之。表已解，有时头痛，出汗恶寒，心下有水，干呕，痛引两胁，或喘或嗽者，十枣汤主之。盖青龙散表邪，使水从汗出，《内经》所谓开鬼门也；十枣逐里邪，使水从两便出，《内经》所谓洁净府、去陈莝法也。十枣汤：芫花、甘遂、大戟等分，枣十枚。叶似柳，二月开花紫碧色，叶生花落。陈久者良。醋煮过，水浸曝用。根疗疥，可毒鱼。反甘草。斗讼者，取叶擦皮肤，辄作赤肿，假伤以诬人。

## 荛　花大通、行水

辛散结，苦泄热，行水捷药。主治略同芫花。

## 泽　漆通，行水

辛、苦，微寒。消痰退热，止嗽杀虫，利大小肠。治大腹水肿，益丈夫阴气。生平泽，叶圆黄绿，颇类猫睛，一名猫儿眼睛草，茎中有白汁，粘人。李时珍曰：《别录》云是大戟苗，非也，功相类耳。

## 常　山宣，吐痰、截疟；通，行水

辛、苦而寒，有毒。能引吐行水，祛老痰积饮，痰有六：风痰、寒痰、湿痰、热痰、食痰、气痰也。饮有五，流于肺为支饮，于肝为悬饮，于心为伏饮，于经络为溢饮，于肠胃为痰饮也。常山力能吐之、下之。专治诸疟。然悍暴能损真气，弱者慎用。时珍曰：常山、蜀漆，劫痰截疟，须在发散表邪及提出阳分之后用之。疟有经疟、脏疟、风、寒、暑、湿、痰、食、瘴、鬼之别，须分阴阳虚实，不可概论。常山、蜀漆，得甘草则吐，得大黄则利，得乌梅、穿山甲则入肝，得小麦、竹叶则入心，得秫米、麻黄则入肺，得龙骨、附子则入肾，得草果、槟榔则入脾。盖无痰不作疟，一物之功，亦在驱逐痰水而已。李士材曰：常山发吐，唯生用、多用为然。与甘草同用亦必吐。若酒浸炒透，但用钱许，每见奇功，未见其或吐也。世人泥于雷敩老人久病忌服之说，使良药见疑，沉疴难起，抑何愚也。常山吐疟痰，瓜蒂吐热痰，乌附尖吐湿痰，莱菔子吐气痰，藜芦吐风痰。

鸡骨者良。酒浸蒸或炒用。栝蒌为使，忌葱、茗。茎叶名蜀漆，功用略同。古方有蜀漆散，取其苗性轻扬，发散上焦邪结。甘草水拌蒸。

## 藜芦 宣，引吐

辛，寒，至苦，有毒。入口即吐，善通顶，令人嚏，风痫症多用之。张子和曰：一妇病风痫，初一二年一作，后渐日作，甚至一日数作，求死而已。值岁大饥，采百草食，见野草若葱，采蒸饱食，觉不安，吐胶涎数日，约一二斗，汗出如洗，甚昏困，后遂轻健如常人。以所食葱访人，乃憨葱苗，即藜芦是矣。李时珍曰：和王妃年七十，中风不省，牙关紧闭，先考太医吏目月池翁诊视，药不得入，不获已，打去一齿，浓煎藜芦汤灌之，少顷噫气，遂吐痰而苏。药不瞑眩，厥疾不瘳，诚然。

取根去头用。黄连为使，反细辛、芍药，诸参，恶大黄，畏葱白。吐者服葱汤即止。

## 木　通古名通草。轻、通，行水、泻小肠火

甘淡轻虚。上通心包，降心火，清肺热，心火降，则肺热清矣。化津液，肺为水源，肺热清，则津液化，水道通。下通大小肠、膀胱，导诸湿热由小便出。故导赤散用之。凡利小便者，多不利大便，以小水愈通，大便愈燥也。木通能入大肠，兼通大便。通利九窍，血脉关节。治胸中烦热，遍身拘痛，杨仁斋云：遍身隐热，疼痛拘急，足冷皆伏热伤血。血属于心，宜木通以通心窍，则经络流行也。大渴引饮，中焦火。淋沥不通，下焦火，心与小肠相表里，心移热于小肠则淋秘。水肿浮大，利小便。耳聋、泄肾火，通窍。目眩，口燥舌干，舌为心苗。喉痹咽痛，火炎上焦。鼻齆、音瓮。热壅清道，则气窒不通。失音，清金。脾疸好眠。脾主四肢，倦则好眠。心为脾母，心热清则脾热亦除。除烦退热，止痛排脓，破血催生，行经下乳。火不亢于内，气顺血行，故经调有准，乳汁循常。汗多者禁用。东垣曰：肺受热邪，津液气化之源绝，则寒水断流；膀胱受湿热，癃闭约束，则小便不通，宜此治之。【寒水，太阳膀胱也。】朱二允曰：火在上则口燥、眼赤、鼻干，在中则心烦、呕哕、浮肿，在下则淋秘、足肿，必借此甘平之性，泻诸经之火，火退则小便自利，便利则诸经火邪，皆从小水而下降矣。君火宜木通，相火宜泽泻。利水虽同，所用各别。

藤有细孔，两头皆通。故通窍。

## 通　草古名通脱木，轻，通，利水、退热

色白气寒，体轻味淡。气寒则降，故入肺经，引热

下行而利小便；味淡则升，故入胃经，通气上达而下乳汁。治五淋水肿，目昏耳聋，鼻塞失音，淡通窍，寒降火，利肺气。退热催生。



## 泽　泻通，利水、泻膀胱火

甘淡、微咸。入膀胱，利小便，泻肾经之火邪，功专利湿行水。治消渴痰饮，呕吐泻痢，肿胀水痞，脚气疝痛，淋沥阴汗，阴间有汗。尿血泄精，既利水而又止泄精，何也？此乃湿热为病，不为虚滑者言也。虚滑则当用补涩之药。湿热之病。湿热既除，则清气上行。又能养五脏，益气力，起阴气，补虚损，止头旋，有聪耳明目之功。脾胃有湿热，则头重耳鸣目昏。渗去其湿，则热亦随去，土乃得令，而清气上行。故《本经》列之上品，云聪耳明目，而六味丸用之。今人多以昏目疑之。多服昏目。小便过利，而肾水虚故也。眼中有水属膀胱，过利则水涸而火生。仲景八味丸用泽泻，寇宗奭谓其接引桂、附入肾经。李时珍曰：非接引也，乃取其泻膀胱之邪气也。古人用补药，必兼泻邪，邪去则补药得力，一阖一辟，此乃玄妙。后人不知此理，专一于补，必致偏胜之患矣。王履曰：地黄、山茱、茯苓、丹皮，皆肾经药，桂、附右肾命门之药，何待接引乎？钱仲阳谓肾为真水，有补无泻。或云脾虚肾旺，故泻肾扶脾，不知肾之真水不可泻，泻其伏留之邪耳。【脾喜燥，肾恶燥，故兼补为难。】易老曰：去脬中留垢，以其微咸能泻伏水故也。昂按：六味丸有熟地之温，丹皮之凉，山药之涩，茯苓之渗，山茱之收，泽泻之泻，补肾而兼补脾，有补而必有泻，相和相济，以成平补之功。乃平淡之神奇，所以为古今不易之良方也。即有加减，或加紫河车一具，或五味、麦冬、杜仲、牛膝之类，不过一二味，极三四味而止。今人或疑泽泻之泻而减之，多拣本草补药，恣意加入，有补无泻，且客倍于主，责成不专，而六味之功，反退处于虚位。失制方配合之本旨矣，此近世庸师之误也。

盐水拌，或酒浸用。忌铁。

## 车前草 通，行水、泻热、凉血

甘，寒。凉血去热，止吐衄，消瘕瘀，明目通淋。凡利水之剂，多损于目，惟此能解肝与小肠之热，湿热退而目清矣。雷敩曰：使叶勿使茎、蕊。

子：甘，寒。清肺肝风热，渗膀胱湿热，利小便而不走气，与茯苓同功。强阴益精，令人有子。肾有二窍，车前子能利水窍而固精窍。精盛则有子，五子衍宗丸用之。枸杞、菟丝各八两，五味、覆盆各四两，车前二两，蜜丸。惯遗泄者，车前易莲子。时珍曰：入服食，须佐他药，如六味丸之用泽泻可也。若单用则过泻。治湿痹五淋，暑湿泻痢，欧阳文忠患暴下，国医不能愈。夫人曰：市有药，三文一贴，甚效。公不肯服，夫人杂他药进之，一服而愈。问其方，乃车前子为末，米饮下二钱匕，云此药利水而不动气，水道利则清浊分，谷脏自止矣。目赤障翳，能除肝热。催生下胎。

酒蒸捣饼，焙研。酒蒸捣饼，入滋补药；炒研，入利水泄泻药。

## 灯　草 轻、通，利水、清热

甘淡而寒。降心火，心[①]能入心。清肺热，利小肠，心与小肠相表里，心火清则肺清、小肠亦清，而热从小便出矣。

---

① 心：此心指灯草心（灯草药用该草茎中的白色髓心）。

通气止血。治五淋水肿，烧灰吹喉痹，涂乳止夜啼。擦癣最良。缚成把，擦摩极痒时，虫从草出，浮水可见，十余次则能断根。



## 瞿　麦通，利水、破血

苦，寒。降心火，利小肠，逐膀胱邪热，为治淋要药。故八正散用之。五淋大抵皆属湿热，热淋者，八正及山栀、滑石之类，血淋宜小蓟、牛膝膏，肾虚淋宜补肾，不可独泻。老人气虚者，宜参、术带木通、山栀。亦有痰滞中焦作淋者，宜行痰兼通利药，最忌发汗，汗之必便血。破血利窍，决痈消肿，明目去翳，通经堕胎。性利善下，虚者慎用。寇宗奭曰：心经虽有热，而小肠虚者服之，则心热未清，而小肠别作病矣。

花大如钱，红白斑斓，色甚妩媚，俗呼洛阳花。用蕊、壳。丹皮为使，恶螵蛸。产后淋当去血，瞿麦、蒲黄皆为要药。

## 萹　蓄一名扁竹。通淋

苦，平。杀虫疥，利小便。治黄疸热淋，蛔咬腹痛，虫蚀下部。煮服。

叶细如竹，弱茎蔓引，促节有粉，三月开细红花。

## 天仙藤通，活血、消肿

苦，温。疏气活血。治风劳腹痛，妊娠水肿。有天仙藤散，专治子肿。

叶似葛，圆而小，有白毛。根有须。四时不凋。一云即青木香藤。

## 地肤子通，利水、补阴

甘、苦，气寒。益精强阴，入膀胱，除虚热，利小便而通淋。时珍曰：无阴则阳无以化，亦犹东垣利小便不通，用知、柏滋肾之意。王节斋曰：小便不禁或频数，古方多以为寒，而用温涩之药。殊不知属热者多。盖膀胱火邪妄动，水不得宁，故不能禁而频数也。故老人多频数，是膀胱血少，阳火偏旺也。治法当补膀胱阴血，泻火邪为主，而佐以收涩之剂，如牡蛎、山茱、五味之类，不可独用。病本属热，故宜泻火，因水不足，故火动而致便数。小便既多，水益虚矣。故宜补血。补血泻火，治其本也。收之涩之，治其标也。治癞疝，散恶疮。煎汤，洗疮疥良。叶作浴汤，去皮肤风热丹肿，洗眼除雀盲涩痛。

叶如蒿，茎赤，子类蚕沙。恶螵蛸。

## 石　韦通淋、补劳

甘、苦，微寒。清肺金以滋化源，凡行水之药，必皆能先清肺火。通膀胱而利水道。益精气，补五劳。利湿清热之功。高阳负对黄帝：治劳伤用石韦丸。治淋崩发背。炒末，冷调酒服。

生石阴。柔韧如皮，背有黄毛。去毛微炙用。杏仁、滑石、射干为使，得菖蒲良。生古瓦上者名瓦韦，亦治淋。

## 海金沙通淋、泻湿热

甘，寒，淡渗。除小肠、膀胱血分湿热。治肿满，五淋，茎痛。得栀子、牙硝、硼砂，治伤寒热狂。大热利小便，此釜底抽薪之义也。

茎细如线，引竹木上。叶纹皱处，有砂黄赤色。忌火。

## 茵　陈通，利湿热、治诸黄

苦燥湿，寒胜热。入足太阳膀胱经。发汗利水，以泄太阴、阳明脾、胃之湿热。为治黄疸之君药。脾胃有湿热则发黄，黄者，脾之色也。热甚者，身如橘色，汗如柏汁；亦有寒湿发黄，身熏黄而色暗。大抵治以茵陈为主，阳黄加大黄栀子，阴黄加附子、干姜，各随寒热治之。又治伤寒时疾，狂热瘴疟，头痛头旋，女人瘕疝。皆湿热为病。

## 香　薷宣、通，利湿、清暑

辛散皮肤之蒸热，温解心腹之凝结。属金水而主肺，为清暑之主药。肺气清，则小便行而热降。暑必兼湿，治暑必兼利湿，若无湿，但为干热，非暑也。治呕逆水肿，熬膏服，小便利则消。脚气、口气。煎汤含漱。单服治霍乱转筋。时珍曰：暑月乘凉饮冷，致阳气为阴邪所遏，反中入内。遂病头痛，发热恶寒，烦躁口渴，吐泻霍乱，宜用之以发越阳气，散暑和脾则愈。若饮食不节、劳役作丧之人，伤暑大热大渴，汗出如雨，烦躁喘促，或泻或吐者，乃内伤之症，宜用清暑益气汤、人参白虎汤之类，以泻火益元可也。若用香薷，是重虚其表，而济之热矣。盖香薷乃夏月解表之药，如冬月之用麻黄，气虚者尤不宜多服。今人谓能解暑，概用代茶，误矣。李士材曰：香薷为夏月发汗之药，其性温热，只宜于中暑之人。若中热者误服之，反成大害，世所未知。按洁古云：中暑为阴症，为不足，中热为阳症，为有余。《经》曰：气盛身寒，得之伤寒；气虚身热，得之伤暑。故中暑宜温散，中热宜清凉。【身寒，寒字当热字看，伤寒必病热。】

陈者胜，宜冷饮，热服令人泻。

## 青　蒿泻热、补劳

苦，寒。得春木少阳之令最早，二月生苗。故入少阳、厥阴胆、肝血分。治骨蒸劳热，童便捣叶，取汁熬膏。蓐劳虚热，凡苦寒之药，多伤胃气。惟青蒿芬香入脾，独宜于血虚有热之人，以其不犯胃气也。风毒热黄，久疟久痢，瘙疥恶疮，鬼气尸疰，时珍曰：《月令通纂》言伏内庚日，采蒿悬门庭，可辟邪，冬至、元旦，各服二钱亦良，则青蒿之治鬼疰，盖亦有所伏也。补中明目。

童便浸叶用，熬膏亦良。使子勿使叶，使根勿使茎。

## 附　子大燥，回阳、补肾命火、逐风寒湿

辛、甘，有毒，大热纯阳。其性浮而不沉，其用走而不守，通行十二经，无所不至。能引补气药以复散失之元阳，引补血药以滋不足之真阴，引发散药开腠理，以逐在表之风寒，同干姜、桂枝，温经散寒发汗。引温暖药达下焦，以祛在里之寒湿。能引火下行，亦有津调贴足心者。【入八味丸内，亦从地黄等补阴。】治三阴伤寒，吴绶曰：附子阴症要药。凡伤寒传变三阴，中寒夹阴，身虽大热，而脉沉细者；或厥阴腹痛，甚则唇青囊缩者，急须用之。若待阴极阳竭而用之，已迟矣。东垣治阴盛格阳，伤寒面赤目赤，

烦渴引饮，脉七八至，但按之则散，用姜附汤加人参，投半斤，得汗而愈，此神圣之妙也。中寒中风，卒中曰中，渐伤曰伤。轻为感冒，重则为伤，又重则为中。气厥痰厥，虚寒而厥者宜之。如伤寒阳盛格阴，身冷脉伏，热厥似寒者，误投立毙，宜承气、白虎等汤。咳逆、风寒。呕哕，胃寒。膈噎，膈噎多由气血虚，胃冷、胃槁而成。饮可下而食不可下，槁在吸门，喉间之厌会也；食下胃脘痛，须臾吐出，槁在贲门，胃之上口也，此上焦，名噎。食下良久吐出，槁在幽门，胃之下口也，此中焦，名膈。朝食暮吐，槁在阑门，大小肠下口也，此下焦，名反胃。又有痰饮、食积、瘀血壅塞胃口者。如寒痰胃冷，则宜姜、附、参、术；胃槁者当滋润，宜四物、牛羊乳，血瘀者加韭汁。【当与韭菜、牛乳二条，参看论治。】脾泄，命火不足。冷痢寒泻，霍乱转筋，脾虚寒客中焦为霍乱，寒客下焦肝肾为转筋。热霍乱者禁用。拘挛风痹，癥瘕积聚，督脉为病，脊强而厥，小儿慢惊，痘疮灰白，痈疽不敛，一切沉寒痼冷之症。《经》曰：阴盛生内寒，阳虚生外寒。助阳退阴，杀邪辟鬼，本草未载。通经堕胎。凡阴症用姜、附药，宜冷服，热因寒用也。盖阴寒在下，虚阳上浮，治之以寒，则阴益盛；治之以热，则拒格不纳。用热药冷饮，下嗌之后，冷体既消，热性便发，情且不违，而致大益，此反治之妙也。又有寒药热饮治热症者，此寒因热用，义亦相同也。《经》曰：正者正治，反者反治。如用寒治热，用热治寒，此正治也；或以寒治寒，以热治热，此反治也。《经》所谓必伏其所主，而先其所因。盖借寒药、热药为反佐，以作向导也，亦曰从治。王好古曰：用附子以补火，必防涸水。如阴虚之人，久服补阳之药，则虚阳益炽，真阴愈耗，精血日枯，而气无所附丽，遂成不救者多矣。

母为乌头，附生者为附子，连生者为侧子，细长者为天雄，两歧者为乌喙。五物同出异名。

附子以西川彰明赤水产者为最。皮黑体圆，底平八角，重一两以上者良。或云二两者更胜，然难得。生用发散，熟用峻补。赵嗣真曰：仲景麻黄附子细辛汤，熟附配麻黄，发中有补；四逆汤生附配干姜，补中有发，其旨微矣。丹溪曰：乌、附行经，仲景八味丸用为少阴向导，后世因以为补药，误矣。附子走而不守，取其健悍走下，以行地黄之滞耳。相习用为风药及补药，杀人多矣。昂按：附子味甘气热，峻补元阳。阳微欲绝者，回生起死，非此不为功。故仲景四逆、真武、白通诸汤多用之。其有功于生民甚大，况古人日用常方，用之最多，本非禁剂。丹溪乃仅以为行经之药，而云用作补剂，多致杀人，言亦过矣。盖丹溪法重滋阴，故每訾阳药，亦其偏也。王节斋曰：气虚用四君子汤，血虚用四物汤，虚甚者俱宜加熟附。盖四君、四物，皆平和宽缓之剂，须得附子健悍之性行之，方能成功。附子热药，本不可轻用，但当病则虽暑热时月，亦可用也。水浸面裹煨，令发拆，乘热切片，炒黄，去火毒用。又法，甘草二钱，盐水、姜汁、童便各半盏煮熟用。【今人用黑豆煮亦佳。】畏人参、黄耆、甘草、防风、犀角、绿豆、童便，反贝母、半夏、栝蒌、白及、白敛。中其毒者，黄连、犀角、甘草煎汤解之，黄土水亦可解。

乌头功同附子而稍缓。附子性重峻，温脾逐寒；乌头性轻疏，温脾逐风。寒疾宜附子，风疾宜乌头。

乌附尖吐风痰，治癫痫，取其锋锐，直达病所。丹溪治许白云，屡用瓜蒂、栀子、苦参、藜芦等剂，吐之不透。后用附子尖和浆水与之，始得大吐胶痰数桶。

天雄补下焦命门阳虚。寇宗奭、张元素皆云补上焦。丹溪曰可为下部之佐。时珍曰：其尖皆向下生，故下行。然补下乃所以益上也，若上焦阳虚，则属心肺之分，当用参、耆，不当用雄、附矣。治风寒湿痹，为风家主药，发汗又能止阴汗。



侧子散侧旁生，宜于发散四肢，充达皮毛，治手足风湿诸痹。

## 草乌头大燥、开顽痰

辛、苦，大热。搜风胜湿，开顽痰，治顽疮，以毒攻毒，颇胜川乌。然至毒，无所酿制，不可轻投。

野生，状类川乌，亦名乌喙。姜汁炒，或豆腐煮用。熬膏名射罔，傅箭射兽，见血立死。

## 白附子燥、祛风湿、治面疾

辛、甘，有毒，大热纯阳。阳明经药，能引药势上行，治面上百病。阳明之脉营于面，白附能去头面游风。作面脂，消斑疵。补肝虚，祛风痰。治心痛血痹，诸风冷气，中风失音，阴下湿痒。

根如草乌之小者，长寸许，皱纹有节。炮用。陶弘景曰：此药久绝，无复真者。今惟凉州生。

## 破故纸一名补骨脂。燥，补命火

辛、苦，大温。入心包、命门。补相火以通君火，暖丹田，壮元阳，缩小便。亦治遗尿。治五劳七伤，五脏之劳，七情之伤。腰膝冷痛，肾冷精流，肾虚泄泻，肾虚则命门火衰，不能熏蒸脾胃，脾胃虚寒，迟于运化，致饮食减少，腹胀肠鸣，呕涎泄泻，如鼎釜之下无火，物终不熟，故补命门相火，即所以补脾。破故纸四两，五味三两，肉蔻二两，吴茱一两，姜煮枣丸，名四神丸。治五更肾泻。妇人血气，妇人之血脱气陷，亦犹男子之肾冷精流。堕胎。

出南番者色赤，岭南者色绿。酒浸蒸用，亦有童便乳浸，盐水炒者。得胡桃、胡麻良，恶甘草。唐·郑相国方：破故纸十两，酒浸蒸为末，胡桃肉二十两，去皮烂研，蜜和，每日酒调一匙，或水调服。白飞霞曰：故纸属火，坚固元阳；胡桃属木，润燥养血，有木火相生之妙。忌芸薹、羊血，加杜仲，名青娥丸。【芸薹，油菜也。】

## 肉苁蓉 补肾命、滑肠

甘、酸、咸，温。入肾经血分。补命门相火，滋润五脏，益髓强筋。治五劳七伤，绝阳不兴，绝阴不产，腰膝冷痛，崩带遗精，峻补精血。时珍曰：补而不峻，故有从容之号。骤用恐妨心，滑大便。

长大如臂，重至斤许，有松子鳞甲者良。酒浸一宿，刷去浮甲，劈破，除内筋膜，酒蒸半日。又酥炙用。忌铁。苏恭曰：今人所用，多草苁蓉，功力稍劣。

## 锁[1]阳 补阳、滑肠

甘、温补阴。益精兴阳，润燥养筋。强筋故能兴阳。治痿弱，滑大便。便燥者啖之，可代苁蓉，煮粥弥佳。

鳞甲栉比，状类男阳。酥炙。

① 锁：原作琐，有失命名原意。据《本草纲目》卷十二锁阳条改。

## 巴戟天补肾、祛风

甘、辛，微温。入肾经血分，强阴益精。治五劳七伤。辛温散风湿，治风气、脚气水肿。

根如连珠，击破中紫而鲜洁者伪也；中虽紫，微有白糁粉色，而理小暗者真也。蜀产佳。山葎根似巴戟，但色白，人或醋煮以乱之。去心，酒浸焙用。覆盆子为使，恶丹参。

## 胡卢巴燥，补肾命、除寒湿

苦，温，纯阳。入右肾命门。暖丹田，壮元阳。治肾脏虚冷，阳气不能归元，同附子、硫黄。瘕疝冷气，同茴香、巴戟、川乌、川楝、吴茱萸。寒湿脚气。

出岭南，番舶者良，云是番莱菔子。酒浸曝，或蒸或炒。

## 仙　茅燥，补肾命

辛，热，有小毒。助命火，益阳道，明耳目，补虚劳。治失溺无子，心腹冷气不能食，温胃。腰脚冷痹不能行。暖筋骨。相火盛者忌服。

叶如茅而略阔，根如小指，黄白多涎。竹刀去皮，切，糯米泔浸，去赤汁，出毒用。忌铁。唐婆罗门始进此方，当时盛传，服之多效。照前制，阴干，蜜丸，酒服，禁牛乳、牛肉。许真君书云：甘能养肉，辛能养节，苦能养气，咸能养骨，酸能养筋，滑能养肤，和苦酒服之必效也。

## 淫羊藿补肾命

辛香、甘，温。入肝肾。补命门，时珍曰：手足阳明、三焦、命门药。益精气，坚筋骨，利小便。治绝阳不兴，绝阴不产，冷风劳气，四肢不仁。手足麻木。

一名仙灵脾。北部有羊，一日百合，食此藿所致，故名。去枝，羊脂拌炒。山药为使，得酒良。

## 蛇床子补肾命、去风湿

辛、苦而温。强阳益阴，补肾散寒，祛风燥湿。治阴痿囊湿，女子阴痛阴痒，湿生虫，同矾煎汤洗。子脏虚寒，产门不闭，炒热熨之。肾命之病，及腰酸体痹，带下脱肛，喉痹齿痛，湿癣恶疮，杀虫止痒。风湿诸病。煎汤浴，止风痒。时珍曰：肾命、三焦气分之药，不独补助男子，而且有益妇人。世人舍此而求补药于远域，岂非贵耳贱目乎。

似小茴而细。微炒杀毒则不辣。以地黄汁拌蒸三遍佳。恶丹皮、贝母、巴豆。

## 菟丝子平补三阴

甘、辛和平。凝正阳之气，入足三阴。脾、肝、肾。强阴益精，温而不燥，不助相火。治五劳七伤，精寒淋沥，口苦燥渴。脾虚肾燥而生内热，菟丝益阴清热。祛风明目，补卫气，助筋脉，益气力，肥健人。补肝肾之效。《老学庵笔记》：予族弟少服菟丝子凡数年，饮食倍常，血气充盛。忽因浴见背肿，随视随长，乃大疽也，适值金银花开，饮

至数斤，肿遂消。菟丝过服，尚能作疽，以此知金石药，不可不戒。【昂按：此人或感他毒，未可尽归咎于菟丝也。】

无根，蔓延草上，子黄如黍粒。得酒良。淘去泥沙，酒浸一宿，曝干捣末。山药为使。



## 覆盆子平补肝肾

甘、酸，微温。益肾脏而固精，补肝虚而明目，起阳痿，缩小便，寇氏曰：服之当覆其溺器，故名。泽肌肤，乌髭发，榨汁涂发不白。女子多孕。同蜜为膏，治肺气虚寒。李士材曰：强肾无燥热之偏，固精无凝涩之害，金玉之品也。

状如覆盆，故名。去蒂，淘净捣饼，用时酒拌蒸。叶绞汁，滴目中，出目弦虫，除肤赤，收湿止泪。

## 蒺藜子平补肝肾

苦温补肾，辛温泻肺气而散肝风，益精明目。肝以散为补，凡补肝药，皆能明目。治虚劳腰痛，遗精带下，咳逆肺痿，乳闭癥瘕，痔漏阴㿉音颓，肾、肝、肺三经之病，催生堕胎。刺蒺藜主恶血，故能破癥下胎。

**沙苑蒺藜**　绿色似肾。故补肾。炒用。亦可代茶。

**刺蒺藜**　三角有刺。去刺，酒拌蒸。风家宜刺蒺藜，补肾则沙苑者为优。余功略同。《瑞竹堂方》：齿牙打动者，蒺藜根烧灰傅之。

## 使君子补脾、杀虫、消积

甘，温。健脾胃，除虚热，杀脏虫。治五疳便浊，泻痢疮癣，为小儿诸病要药。《经疏》曰：五疳便浊，泻痢腹虫，皆由脾胃虚弱，因而乳停食滞、湿热瘀塞而成。脾胃健，则积滞消，湿热散，水道利，而前症尽除矣。时珍曰：凡杀虫之药，多是苦辛，独使君子、榧子，甘而杀虫。【按：地黄、胡麻，皆甘而能杀虫。】每月上旬，虫头向上。中旬头横，下旬向下。《道藏》曰：初一至初五，虫头向上。凡有虫病者，每月上旬，空心食数枚，虫皆死而出也。

出闽蜀。五瓣有棱，内仁如榧。亦可煨食，久则油，不可用。忌饮热茶，犯之作泻。



## 益智子 燥脾肾、补心肾

辛，热。本脾药，兼入心肾。主君相二火，补心气、命门、三焦之不足，心为脾母，补火故能生土，能涩精固气，《本草》未载。又能开发郁结，使气宣通，味辛能散。温中进食，摄涎唾，胃冷则涎涌。缩小便。肾与膀胱相表里，益智辛温固肾。盐水炒，同乌药等分，酒煮，山药糊丸，盐汤下，名缩泉丸。治呕吐泄泻，客寒犯胃，冷气腹痛，崩带泄精。涩精固气。因热而崩浊者禁用。

出岭南。形如枣核，用仁。

## 砂　仁 即缩砂蔤，宣，行气、调中

辛、温香窜。补肺益肾，和胃醒脾，快气调中，通行结滞。治腹痛痞胀，痞满，有伤寒下早、里虚邪入而痞者，有食壅痰塞而痞者，有脾虚气弱而痞者。须分虚实治之。不宜专用利气药，恐变为鼓胀。鼓胀，内胀而外有形，痞胀惟觉满闷而已，皆太阴为病也。噎膈呕吐，上气咳嗽，赤白泻痢，湿热积滞，客于大肠，砂仁亦入大小肠经。霍乱转筋，奔豚崩带，祛痰逐冷，消食醒酒，止痛安胎，气行则痛止，气顺则胎安。散咽喉口齿浮热，化铜铁骨鲠。王好古曰：得檀香、豆蔻入肺，得人参、益智入脾，得黄柏、茯苓入肾，得赤石脂入大小肠。《医通》曰：辛能润肾燥，引诸药归宿丹田。地黄用之拌蒸，亦取其能达下也。《经疏》曰：肾虚气不归元，用为向导，殆胜桂、附热药为害。



出岭南，研用。

### 白豆蔻宣，行气、暖胃

辛，热。流行三焦，温暖脾胃三焦利，脾胃转，诸证自平而为肺家本药。肺主气。散滞气，消酒积，除寒燥湿，化食宽膨。治脾虚疟疾，感寒腹痛，吐逆反胃，肺胃火盛及气虚者禁用。白睛翳膜，白睛属肺，能散肺滞。太阳经目眦红筋。太阳脉起目眦。

番舶者良。研细用。

### 肉豆蔻一名肉果，燥脾、涩肠

辛温气香。理脾暖胃，下气调中，逐冷祛痰，消食解酒。治积冷心腹胀痛，挟痰、挟食者并宜之。中恶吐沫，小儿吐逆，乳食不下。又能涩大肠，止虚泻冷痢。初起忌用。

出岭南。似草蔻，外有皱纹，内有斑纹。糯米粉裹，煨熟用，忌铁。

### 草豆蔻一名草果。燥湿祛寒、除痰截疟

辛热香散。暖胃健脾，破气开郁，燥湿祛寒，除痰

化食。治瘴疠寒疟，佐常山能截疟。或与知母同用，取其一阴一阳，治寒热瘴疟。盖草果治太阴独胜之寒，知母治阳明独胜之火。寒客胃痛，散滞气，利膈痰，因滞因寒者多效。霍乱泻痢，噎膈反胃，痞满吐酸，痰饮积聚。解口臭气，酒毒、鱼肉毒。故食料用之。过剂助脾热，耗气损目。

闽产名草蔻，如龙眼而微长，皮黄白，薄而棱峭，仁如砂仁而辛香气和。滇广所产名草果，如诃子，皮黑厚而棱密，子粗而辛臭。虽是一物[①]，微有不同。面裹煨熟，取仁用。忌铁。



## 香　附 一名莎草根。宣，调气、开郁

性平气香，味辛能散，微苦能降，微甘能和。乃血中气药，通行十二经、八脉气分，主一切气。人身以气为主，气盛则强，虚则衰，顺则平，逆则病，绝则死矣。《经》曰：怒则气上，恐则气下，喜则气缓，悲则气消，惊则气乱，思则气结，劳则气耗，此七情之气也。【《素问》中仍有寒则气收，热则气泄，名九气。】以香附为君，随症而加升降消补之药。利三焦，解六郁，痰郁、火郁、气郁、血郁、湿郁、食郁。止诸痛。通则不痛。治多怒多忧，痰饮痞满，胕肿腹胀，饮食积聚，霍乱吐泻，肾气脚气，痈疽疮疡，血凝气滞所致。香附一味末服，名独胜丸，治痈疽由郁怒得者。如疮初作，以此代茶，溃后亦宜服之。大凡疮疽喜服香药，行气通血，最忌臭秽不洁触之。【故古人治疡，多用五香连翘饮。】康祖左乳病痈，又臆间生核，痛楚半载。祷张王梦授以方，姜

① 虽是一物：草豆蔻与草果并非一物，乃同科不同属的植物。草豆蔻用种子团、草果用果实入药。

汁制香附为末，每服二钱，米饮下，遂愈。吐血便血，崩中带下，月候不调，气为血配，血因气行。经成块者，气之凝；将行而痛，气之滞；行后作痛，气血俱虚也；色淡亦虚也，色紫，气之热；色黑则热之甚也；错经者，气之乱；肥人痰多而经阻，气不运也。香附阴中快气之药，气顺则血和畅，然须辅以凉血补气之药。丹溪曰：能引血药至气分而生血，此正阳生阴长之义。胎产百病。能推陈致新，故诸书皆云益气。行中有补。丹溪曰：天行健运不息，所以生生无穷，即此理耳。时珍曰：凡人病则气滞而馁，香附为气分君药，臣以参、耆，佐以甘草，治虚怯甚速也。

去毛用。生则上行胸膈，外达皮肤；熟则下走肝肾，旁彻腰膝。童便浸炒，则入血分而补虚；盐水浸炒，则入血分而润燥；或蜜水炒。青盐炒，则补肾气；酒浸炒，则行经络；醋浸炒，则消积聚；且敛其散。姜汁炒，则化痰饮；炒黑又能止血。忌铁。时珍曰：得参、术则补气，得归、地则补血，得木香则散滞和中，得檀香则理气醒脾，得沉香则升降诸气，得芎䓖、苍术则总解诸郁，得栀子、黄连则清降火热，得茯神则交济心肾，得茴香、破故纸则引气归元，得厚朴、半夏则决壅消胀，得紫苏、葱白则发汗散邪，得三棱、莪蒁则消积磨块，得艾叶则治血气，暖子宫。乃气病之总司，女科之仙药也。大抵妇人多郁，气行则郁解，故服之尤效，非宜于妇人，不宜于男子也。李士材曰：乃治标之剂，惟气实血未大虚者宜之。不然恐损气而燥血，愈致其疾矣。世俗泥于女科仙药之一语，惜未有发明及此者。

## 木　香宣，行气

辛、苦而温。三焦气分之药。能升降诸气，泄肺气，疏肝气，和脾气。怒则肝气上。肺气调，则金能制木而肝平，木不克土而脾和。治一切气痛，九种心痛，痛属胃脘，曰寒痛、热痛、气痛、血痛、湿痛、痰痛、食痛、蛔痛、悸痛。盖君心不易受邪，真心痛者，手足冷过腕节，朝发夕死。呕逆反胃，霍乱泻痢，后重、同槟榔用。刘河间曰：痢疾行血则脓血自愈，调气则后重自除。癃闭，痰壅气结，痃癖癥块，肿毒蛊毒，冲脉为病，气逆里急。杀鬼物，御瘴雾，去腋臭，实大肠，消食安胎。气逆则胎不安。过服泄真气。丹溪曰：味辛气升，若阴火冲上者，反助火邪，当用黄柏、知母，少以木香佐之。王好古曰：《本草》主气劣、气不足，补也；通壅导气，破也；安胎健脾胃，补也；除痰癖癥块，破也，不同如此。汪机曰：与补药为佐则补，与泻药为君则泻。时珍曰：诸气膹郁，皆属于肺。上焦气滞用之者，金郁泄之也。中气不运，皆属于脾，中焦气滞用之者，脾胃喜芳香也。大肠气滞则后重，膀胱气不化则癃秘，肝气郁则为痛，下焦气滞用之者，塞者通之也。

番舶上来，形如枯骨，味苦粘舌者良，名青木香。今所用者，皆广木香、土木香。磨汁用。东垣用黄连制，亦有蒸用，面裹煨用者。煨用实肠止泻。畏火。

## 藿　香宣，去恶气

辛、甘，微温。入手足太阴。肺、脾。快气和中，开胃止呕，胃弱、胃热而呕者忌用。去恶气，进饮食。治霍乱吐泻，心腹绞痛，肺虚有寒，上焦壅热。能理脾肺之气。古方有藿香正气散。正气通畅，则邪逆自除。

出交广。方茎有节，叶微似茄叶。古惟用叶，今枝茎亦用之，因叶多伪也。

## 茴　香古作蘹香。燥，补肾命门、治寒疝

大茴辛热。入肾、膀胱。暖丹田，补命门，开胃下食，调中止呕。疗小肠冷气，㿗疝阴肿，疝有七种，气、血、寒、水、筋、狐、㿗也。肝经病，不属肾经，以厥阴肝脉络阴器也。多因寒湿所致，亦有挟虚者，当加参、术于温散药中。干湿脚气。多食损目发疮。

小茴辛、平，理气开胃，亦治寒疝。食料宜之。

大如麦粒，轻而有细棱者名大茴[1]，出宁夏，他处小者名小茴。自番舶来，实八瓣者，名八角茴香。炒黄用，得酒良。得盐则入肾，发肾邪，故治阴疝。受病于肝，见症于肾。大小茴各一两为末，猪脬一个，连尿入药，酒煮烂，为丸服。

## 甘松香宣，理气、醒脾

甘，温，芳香。理诸气，开脾郁。治腹卒然满痛，风疳齿䘌，脚膝气浮。煎汤淋洗。

出凉州及黔蜀。叶如茅。根极繁密，用根。

## 山　柰宣，温中、辟恶

辛，温。暖中辟恶。治心腹冷痛，寒湿霍乱，风虫牙痛。生广中。根叶皆如生姜。入合诸香用。

---

① 大茴：此书大茴、小茴均为伞形科植物茴香的果实，今药材为小茴香。今大茴香即下文八角茴香，乃木兰科植物八角茴香的果实。

## 良　姜宣、燥，暖胃散寒

辛，热。暖胃散寒，消食醒酒。治胃脘冷痛，凡心口一点痛，俗言心气痛，非也，乃胃脘有滞或有虫，及因怒、因寒而起。以良姜酒洗七次，香附醋洗七次，焙研。因寒者，姜二钱，附一钱；因怒者，附二钱，姜一钱；寒怒兼者，每钱半，米饮加姜汁一匙，盐少许服。初梁绲患心脾痛，梦神授此方，二味等分服，后入各炒方用。霍乱泻痢，吐恶噎膈，瘴疟冷癖。肺胃热者忌之。

出岭南高州。子名红豆蔻。温肺散寒，醒脾燥湿，消食解酒。东垣脾胃药中常用之。并东壁土炒用。

## 荜　茇一作拨。燥，除胃冷、散浮热

辛，热。除胃冷，温中下气，消食祛痰。治水泻气痢，牛乳点服。虚冷肠鸣，亦入大肠经。冷痰恶心，呕吐酸水，痃癖阴疝。辛散阳明之浮热，治头痛，偏头痛者，口含温水，随左右以末吹一字入鼻效。牙痛，寒痛宜干姜、荜茇、细辛，热痛宜石膏、牙硝，风痛宜皂角、僵蚕、蜂房、二乌[①]，虫痛宜石灰、雄黄。鼻渊。多服泄真气，动脾肺之火，损目。

出南番，岭南亦有。类椹子而长，青色。去挺用头，醋浸。刮净皮粟，免伤人肺。

## 烟　草新增。宣，行气、辟寒

辛，温，有毒。治风寒湿痹，滞气停痰，山岚瘴

① 二乌：指川乌、草乌。

雾。其气入口，不循常度，顷刻而周一身，令人通体俱快。醒能使醉，醉能使醒；饥能使饱，饱能使饥，人以代酒代茗，终身不厌。故一名相思草。然火气熏灼，耗血损年，人自不觉耳。

闽产者佳。烟筒中水，能解蛇毒。



## 金银花泻热、解毒

甘，寒。入肺。散热解毒，清热即是解毒。补虚凡味甘者皆补疗风，养血止渴。丹溪曰：痈疽安后发渴，黄耆六一汤吞忍冬丸切当。忍冬养血，黄耆补气，渴何由作？治痈疽疥癣，杨梅恶疮，肠澼血痢，五种尸疰。

经冬不凋，一名忍冬。又名左缠藤。花叶同功。花香尤佳，酿酒代茶、熬膏并妙。忍冬酒，治痈疽发背一切恶毒，初起便服奇效。干者亦可，惟不及生者力速，忍冬五两，甘草一两，水二碗，煎至一碗，再入酒一碗略煎，分三服，一日一夜吃尽。重者日二剂，服至大小肠通利，则药力到。忍冬丸，照前分两，酒煮晒干，同甘草为末，以所煮余酒打糊为丸。陈藏器云：热毒血痢，浓煎服之。为末，糖调，常服能稀痘。

## 蒲公英一名黄花地丁。泻热、解毒

甘，平。花黄属土，入太阴、阳明。脾、胃。化热毒，解食毒，消肿核，专治乳痈，乳头属厥阴，乳房属阳明。同忍冬煎，少入酒服，捣敷亦良。疔毒，亦为通淋妙品。诸家不言治淋，试之甚验。擦牙，乌髭发。《瑞竹堂》有还少丹方，取其通肾。东垣曰：苦寒，肾经君药。白汁涂恶刺。凡螳螂诸虫，盛夏孕育，游诸物上，必遗精汁，干久则有毒。人手触之成疾，名狐尿刺，燥痛不眠，百疗难效，取汁厚涂即愈，《千金方》极言其功。

叶如莴苣，花如单瓣菊花。四时有花，花罢飞絮。断之茎中有白汁。郑方升曰：一茎两花，高尺许者，掘下数尺，根大如拳，旁有人形拱抱。捣汁酒服，治噎膈如神。

## 紫花地丁泻热、解毒

辛、苦而寒。治痈疽发背，疔肿瘰疬，无名肿毒。

叶如柳而细，夏开紫花，结角。生平地者起茎，生沟壑者起蔓。

## 杜牛膝[①]一名天名精，一名地菘。泻热、吐痰、破血、解毒

甘，寒，微毒。能破血，一妇产后，口渴气喘，面赤有斑，大便泄，小便秘。用行血利水药不效，用杜牛膝浓煎膏饮，下血一桶，小便通而愈。能止血吐痰，除热解毒杀虫。治乳蛾喉痹，砂淋血淋，《良方》曰：浓煎，加乳、麝少许神效。小儿牙关紧闭，急慢惊风。不省人事者，绞汁入好酒灌之即苏。以醋拌渣，傅项下。服汁，吐疟痰。惊风服之，亦取其吐痰。漱汁，止牙痛。捣之，傅蛇虫螫毒。

根白如短牛膝。地黄为使。煎汤洗痔，渣塞患处良。

## 鹤　虱泻，杀虫

苦、辛，有小毒。杀五脏虫，治蛔啮腹痛。面白唇

① 杜牛膝：即土牛膝。本条所指乃菊科植物天名精的根。其果实即下条鹤虱。今所用土牛膝乃苋科植物牛膝（野生种）的根与根茎，治喉症、血症亦有良效。

红，时发时止者，为虫痛，肥肉汁调末服。

《沈存中笔记》曰：是杜牛膝子。或曰非也，别是一种。最粘人衣，有狐气，炒热则香。

### 山豆根 泻热、解毒

苦，寒。泻心火以保金气，去肺、大肠之风热，心火降，则不灼肺而金清；肺与大肠相表里，肺金清，则大肠亦清。消肿止痛。治喉痈喉风，龈肿齿痛，含之咽汁。喘满热咳，腹痛下痢，五痔诸疮。解诸药毒，敷秃疮、蛇、狗、蜘蛛伤，疗人、马急黄。血热极所致。

苗蔓如豆，经冬不凋。

### 牛蒡子 一名鼠粘子，一名恶实。泻热、解毒

辛平。润肺解热，散结除风，利咽膈，理痰嗽，消斑疹，利二便，行十二经，散诸肿疮疡之毒，利腰膝凝滞之气。性冷而滑利，痘症虚寒泄泻者忌服。

实如葡萄而褐色，酒拌蒸，待有霜，拭去用。根苦寒。竹刀刮净，绞汁，蜜和服，治中风，汗出乃愈。捣和猪脂，贴疮肿及反花疮。肉反出如花状。

### 山慈菰 泻热、解毒

甘、微辛，有小毒。功专清热散结。治痈疮疔肿，瘰疬结核，醋磨涂。解诸毒蛊毒，蛇虫、狂犬伤。

根与慈菰、小蒜相类，去毛壳用。玉枢丹中用之。《广笔记》云：出处州遂昌县洪山，无毛，少真者，有毛误也。

## 漏　卢泻热、解毒

咸软坚，苦下泄，寒胜热。入胃、大肠，通肺、小肠。散热解毒，通经下乳，排脓止血，生肌杀虫。治遗精尿血，痈疽发背，古方以漏卢汤为称首。及预解时行痘疹毒。取其寒胜热，又能入阳明故也。

出闽中。茎如油麻，枯黑如漆者真。甘草拌蒸，连翘为使。

## 贯　众泻热、解毒

味苦，微寒，有毒，而能解邪热之毒。治崩中带下，产后血气胀痛，破癥瘕，发斑痘，王海藏快斑散用之。化骨鲠。能软坚，杀三虫。

根似狗脊而大。汁能制三黄，化五金，伏钟乳，结砂、制汞，解毒软坚。以此浸水缸中，日饮其水，能辟时疾。

## 射　干泻火、解毒、散血、消痰

苦，寒，有毒。能泻实火，火降则血散肿消，而痰结自解，故能消心脾老血，行太阴、肺脾。厥阴肝之积痰。治喉痹咽痛为要药。擂汁醋和，噙之引涎。《千金方》治喉痹，有乌扇膏。治结核瘕疝，便毒疟母。鳖甲煎丸，治疟母用之，皆取其降厥阴相火也。通经闭，利大肠，镇肝明目。

扁竹花根也。叶横铺如乌羽及扇，故一名乌扇、乌翣。泔水浸一日，篁竹叶煮半日用。

## 续随子一名千金子。泻，行水、破血、解毒

辛，温，有毒。行水破血。治癥瘕痰饮，冷气胀满，蛊毒鬼疰，利大小肠，下恶滞物，涂疥癣疮。玉枢丹用之，治百病多效。《经疏》曰：乃以毒治毒之功。

去壳，取色白者压去油用。时珍曰：续随与大戟、泽漆、甘遂，茎叶相似，主疗亦相似，长于利水。用之得法，皆要药也。

## 马蔺子一名蠡实。泻湿热、解毒

甘，平。治寒疝喉痹，痈肿疮疖，妇人血气烦闷，血运崩带，利大小肠。久服令人泻。

丛生，叶似薤而长厚，结角子如麻大，赤色有棱。炒用。治疝用醋拌，根、叶同功。

## 蓖麻子泻，通窍、拔毒、出有形滞物

辛、甘，有毒。性善收，亦善走，能开通诸窍、经络。治偏风不遂，㖞斜、捣饼。左贴右，右贴左，即止。口噤，鼻窒耳聋，捣烂绵裹，塞耳塞鼻。喉痹舌胀。油作纸，燃烟熏。能利水气，治水癥浮肿。研服，当下青黄水。壮人只可五粒。能出有形滞物，治针刺入肉，捣敷伤处，频看，刺出即去药，恐努出好肉。竹木骨鲠，蓖麻子一两，凝水石二两，研匀。以一捻置舌根，噙咽，自然不见。胞胎不下。蓖麻一粒，巴豆一粒，麝香一分，贴脐中并足心，胎下即去之。若子肠挺出者，捣膏涂顶心，即收。能追脓拔毒，傅瘰疬恶疮，外用屡奏奇功。鹈鹕油能引药气入内，蓖麻

油能拔病气出外，故诸膏多用之。然有毒热，气味颇近巴豆，内服不可轻率。去皮，黄连水浸，每晨用浸水，吞一粒至三四粒，治大风疥癞。

形如牛蜱，黄褐有斑。盐水煮，去皮研。或用油。忌铁。食蓖麻，一生不得食炒豆，犯之胀死。

## 白头翁 泻热、凉血

苦坚肾，寒凉血。入阳明胃、大肠血分。治热毒血痢，仲景治热痢，有白头翁汤，合黄连、黄柏、秦皮。东垣曰：肾欲坚，急食苦以坚之。痢则下焦虚，故以纯苦之剂坚之。温疟寒热，齿痛骨痛，肾主齿骨，龈属阳明。鼻衄秃疮，瘰疬疝瘕，血痔偏坠，捣敷患处。明目消疣。

有风反静，无风则摇，近根处有白茸。得酒良。

## 王　瓜 即土瓜根。泻热、利水、行血

苦，寒。泻热利水。治天行热疾，黄疸消渴，捣汁饮。便数带下，月闭瘀血，利大小肠，排脓消肿，下乳，通乳药多用之，单服亦可。堕胎。

根如栝蒌之小者，味如山药，根、子通用。《经疏》曰：主治略似栝蒌，伤寒发斑，用王瓜捣汁，和伏龙肝末服，甚效。

## 王不留行 通，行血

甘、苦而平。其性行而不住，能走血分，通血脉，乃阳明、冲、任之药。阳明多气多血。除风去痹，止血定痛，通经利便，下乳、俗云：穿山甲，王不留，妇人服之

乳长流。催生。治金疮止血痈疮散血，出竹木刺。孕妇忌之。

花如铃铎，实如灯笼，子壳五棱。取苗、子蒸，浆水浸用。

## 冬葵子滑肠、利窍

甘，寒，淡滑。润燥利窍，通营卫，滋气脉，行津液，利二便，消水肿，用榆皮等分煎服。通关格，下乳滑胎。

秋葵复种，经冬至春作子者，名冬葵子，根、叶同功。春葵子亦滑，不堪入药。

蜀葵花：赤者治赤带，白者治白带；赤者治血燥，白者治气燥。亦治血淋、关格，皆取其寒润滑利之功也。

## 白鲜皮通，祛风湿

气寒善行，味苦性燥。行水故燥。入脾胃除湿热，兼入膀胱、小肠。行水道，通关节，利九窍，为诸黄、风痹之要药。一味白鲜皮汤，治产后风。时珍曰：世医止施之疮科，浅矣。兼治风疮疥癣，女子阴中肿痛。湿热乘虚客肾与膀胱所致。

根黄白而心实，取皮用。恶桑螵蛸、桔梗、茯苓、萆薢。

## 萆　薢通，祛风湿、补下焦

甘、苦，性平。入足阳明、厥阴胃、肝。祛风去湿，以固下焦，阳明主肉，属湿；厥阴主筋，属风。补肝虚，祛风。坚筋骨，风湿去则筋骨坚。益精明目。治风寒湿痹，腰痛久冷，关节老血，膀胱宿水，阴痿失溺，茎痛遗浊，痔瘘恶疮。诸病皆阳明湿热流入下焦，萆薢能除浊分清，古方有萆薢分清饮。史国信曰：若欲兴阳，先滋筋力；若欲便清，先分肝火。《万金护命方》云：凡人小便频数，便时痛不可忍者，此疾必因大腑秘热不通，水液只就小肠，大腑愈加干竭，甚则身热，心躁思水，即重症也。此疾本因贪酒色，或过食辛热荤腻之物，积有热毒，腐物瘀血，乘虚流入小肠，故便时作痛也。此便数而痛，与淋症涩而痛不同，宜用萆薢一两，盐水炒，为末，每服二三钱，使水道转入大肠，仍以葱汤频洗谷道，令气得通，则便数及痛自减也。【肾有二窍，淋症出于溺窍，浊症出于精窍。】

有黄白二种，黄长鞕音硬，白虚软。软者良。薏苡为使，畏大黄、柴胡、前胡，忌茗、醋。时珍曰：萆薢、菝葜、土茯苓，形不同而主治不甚相远，岂一类数种乎。萆薢根细长、浅白，菝葜根作块而黄。

## 土茯苓通，祛湿热、补脾胃

甘淡而平。阳明胃、大肠主药。健脾胃，祛风湿，脾胃健则营卫从，风湿除则筋骨利。利小便，止泻泄。治筋骨拘挛，杨梅疮毒。杨梅疮，古方不载。明正德间起于岭表，其症多属阳明、厥阴，而兼及他经。盖相火寄于厥阴，肌肉属于阳明故也。医用轻粉劫剂，其性燥烈，入阳明劫去痰涎，从口齿出，疮即干愈。然毒气窜入经络筋骨，血液枯槁，筋失所养，变为拘挛痈漏，竟致废痼。土茯苓能解轻粉之毒，去阳明湿热，用一两为君，苡仁、金银花、防风、木通、木瓜、白鲜皮各五分，皂角子四分，气虚加人参七分，血虚加当归七分，名搜风解毒汤。瘰疬疮肿。湿郁而为热，营卫不和，则生疮肿。《经》曰：湿气害人，皮肉筋脉是也。土茯苓淡能渗，甘能补，患脓疥者，煎汤代茶，甚妙。

大如鸭子，连缀而生，俗名冷饭团。有赤白二种，白者良。可煮食，亦可生啖。忌茶。

## 白　敛 泻火、散结

苦能泄，辛能散，甘能缓，寒能除热。杀火毒，散结气，生肌止痛。治痈疽疮肿，面上疱疮，金疮扑损。箭镞不出者，同丹皮或半夏为末，酒服。敛疮方多用之。故名。每与白及相须。搽冻耳。同黄柏末油调。

蔓赤，枝有五叶。根如卵而长，三五枝同窠，皮黑肉白。一种赤敛，功用皆同。郑奠一曰：能治温疟血痢，肠风痔瘘，赤白带下。

## 预知子 补劳、泻热

苦，寒。补五劳七伤。治痃癖气块，天行温疾，蛇虫咬毒，杀虫疗蛊，缀衣领中，凡遇蛊毒，则闻其声而预知之，故名。利便催生。

藤生。子如皂荚，褐色光润。出蜀中，云亦难得。

## 旱莲草 一名鲤肠，又名金陵草。补肾

甘、咸，汁黑。补肾止血，黑发乌髭。《千金》云：当及时多收，其效甚速。《经疏》云：性凉不益脾胃，故《千金方》金陵煎丸，用姜汁和剂。

苗如旋覆，实似莲房，断之有汁，须臾而黑。熬膏良。

## 刘寄奴草泻，破血、止血

苦，温。破血通经，除癥下胀，止金疮血。多服令人吐利。

一茎直上，叶尖长糙涩，花白蕊黄，如小菊花，有白絮如苦荬絮，子细长，亦似苦荬子，茎、叶、花、子皆可用。刘裕，小字寄奴。微时曾射一蛇。明日，见童子林中捣药。问之，答曰：吾王为刘寄奴所伤，合药敷之。裕曰：王何不杀之？童曰：寄奴，王者，不可杀也。叱之不见，乃收药回。每遇金疮，傅之立愈。

## 马鞭草泻，破血、消胀、杀虫

味苦，微寒。破血通经，杀虫消胀。治气血癥瘕，痈疮阴肿。捣涂。

墟陌甚多。方茎，叶似益母对生，夏秋开细紫花，穗如车前草，类蓬蒿而细。根白而小。用苗、叶。

## 谷精草轻，明目

辛，温，轻浮。上行阳明胃，兼入厥阴肝。明目退翳之功，在菊花之上。亦治喉痹齿痛，阳明风热。

收谷后，荒田中生。叶似嫩秧，花如白星。小儿雀盲者，羯羊肝一具，不洗，竹刀割开，入谷精煮熟食之。或作丸，茶下。

## 青葙子一名草决明。泻肝、明目

味苦，微寒。入厥阴肝。祛风热，镇肝明目。治青盲障翳，虫疥恶痈。瞳子散大者忌服能助阳火。

类鸡冠而穗尖长。

### 决明子泻肝、明目



甘、苦、咸，平。入肝经，除风热。治一切目疾，故有决明之名。又曰益肾精。瞳子神光属肾。日华曰：明目甚于黑豆，作枕治头风。

状如马蹄，俗呼马蹄决明。捣碎煎。恶大麻仁。

### 蓼　实宣，温中

辛，温。温中明目，耐风寒，下水气。时珍曰：古人种蓼为蔬，收子入药，今惟酒曲用其汁耳。以香蓼、青蓼、紫蓼为良。

有香蓼、青蓼、紫蓼、赤蓼、木蓼、水蓼、马蓼。

### 马　勃轻，泻热、外用傅疮

辛，平，轻虚。清肺解热，东垣普济消毒饮中用之。散血止嗽。治喉痹咽痛，吹喉中良，或加白矾，或硝，扫喉，取吐痰愈。鼻衄失音。外用傅诸疮良。

生湿地朽木上。状如肺肝，紫色虚软，弹之粉出，取粉用。

### 木鳖子泻热、外用治疮

苦，温，微甘。有小毒，利大肠。治泻痢疳积，瘰疬疮痔，乳痈蚌毒，消肿追毒，生肌除皯，音旱，黑斑。专入外科。

核扁如鳖，绿色。拣去油者，能毒狗。

# 增订本草备要

## 卷之三

休宁　汪　昂讱庵著辑
弟汪　桓殿武参订
同学郑曾庆赞寰同订
男汪　端其两
侄汪惟宠子锡
侄婿仇　澐天一同较

# 卷之三



## 木　部

### 茯　苓补心脾，通，行水

甘、温益脾助阳，淡渗利窍除湿。色白入肺泻热而下通膀胱，能通心气于肾，使热从小便出，然必其上行入肺，能清化源，而后能下降利水也。宁心益气，调营理卫，定魄安魂。营主血，卫主气，肺藏魄，肝藏魂。治忧恚惊悸，心肝不足。心下结痛，寒热烦满，口焦舌干，口为脾窍，舌为心苗。火下降则热除。咳逆、肺火。呕哕，胃火。膈中痰水，脾虚。水肿淋沥，泄泻、渗湿。遗精。益心肾。若虚寒遗溺泄精者，又当用温热之剂峻补其下。忌用茯苓淡渗之药。小便结者能通，多者能止。湿除则便自止。生津止渴，湿热去则津生。退热安胎。

松根灵气结成，以大块坚白者良。去皮，乳拌蒸。【多拌良。】

白者入肺、膀胱气分。赤者入心、小肠气分。时珍曰：白入气，赤入血。补心脾白胜，利湿热赤胜。恶白敛，畏地榆、秦艽、龟甲、雄黄，忌醋。

皮：专能行水，治水肿肤胀。以皮行皮之义，五皮散用之。凡肿而烦渴，便秘溺赤，属阳水，宜五皮散、疏凿饮；不烦渴，大便溏，小便数，不赤涩，属阴水，宜实脾饮、流气饮。腰以上肿宜汗，腰以下肿宜利小便。

## 茯　神补心

主治略同茯苓，但茯苓入脾、肾之用多，茯神入心之用多。开心益智，安魂养神。疗风眩心虚，健忘多恚。

即茯苓抱根生者。昂按：以其抱心，故能补心也。去皮及中木用。

茯神心木，名黄松节。疗诸筋挛缩，偏风㖞斜，心掣健忘。心木一两，乳香一钱，石器炒研，名松节散。每服二钱，木瓜汤下，治一切筋挛疼痛。乳香能伸筋，木瓜能舒筋也。

## 琥　珀通，行水、散瘀、安神

甘，平。以脂入土而成宝，故能通塞以宁心。定魂魄，疗癫邪。从镇坠药则安心神。色赤入手少阴、足厥阴心、肝血分，故能消瘀血，破癥瘕，生肌肉，合金疮。从辛温药则破血生肌。其味甘淡上行，能使肺气下降而通膀胱，《经》曰：饮食入胃，游溢精气，上输于脾，脾气散精，上归于肺，通调水道，下输膀胱。凡渗药皆上行而后下降。故能治五淋，利小便，燥脾土。从淡渗药则利窍行水。然石药终燥，若血少而小便不利者，反致燥急之苦。又能明目磨翳。

松脂入土，年久结成。或云枫脂结成。以摩热拾芥者真。市人多煮鸡子及青鱼枕伪之，摩呵亦能拾芥，宜辨。

用柏子仁末，入瓦锅同煮半日，捣末用。

## 松　节燥湿、去风

松之骨也，坚劲不凋，故取其苦温之性，以治骨节间之风湿。丹溪曰：能燥血中之湿。

杵碎浸酒良。史国公药酒中用之。

松脂：苦、甘，性燥。祛风去湿，化毒杀虫，生肌止痛。养生家炼之服食，今熬膏多用之。龋齿有孔，松脂纴塞，虫即从脂出。

松毛[①]：酿酒，煮汁代水。亦治风痹脚气。

## 柏子仁补心脾、润肝肾

辛、甘而润。其气清香，能透心肾而悦脾。昂按：凡补脾药多燥，此润药而香能舒脾，燥脾药中兼用最良。养心气，润肾燥，助脾滋肝，好古曰：肝经气分药。益智宁神，养心。聪耳明目，甘益血，香通窍。益血止汗，心生血，汗为心液。除风湿，愈惊痫，泽皮肤，辟鬼魅。

炒研去油，油透[②]者勿用。畏菊花。

## 侧柏叶补阴、凉血

苦、涩，微寒。《本草》微温。养阴滋肺而燥土，最清血分，为补阴要药。止吐衄崩淋，肠风尿血痢血，一切血症。去冷风湿痹，历节风痛，肢节大痛，昼静夜剧，

① 松毛：即松叶，俗称松针。
② 油透：因油脂变质而油渗于外，俗称走油。

名白虎历节风。亦风寒湿所致。涂汤火伤，捣烂水调涂。生肌杀虫，炙罨冻疮。汁：乌髭发。

取侧者。丹溪曰：多得月令之气，随月建方取。或炒或生用。桂、牡蛎为使，恶菊花。宜酒。万木皆向阳，柏独西指，受金之正气，坚劲不凋，多寿之木，故元旦饮椒柏酒以辟邪。

## 肉　桂大燥，补肾命火

辛、甘，大热，气厚纯阳。入肝肾血分，平肝、补肾。补命门相火之不足，两肾中间，先天祖气，乃真火也。人非此火，不能有生。无此真阳之火，则无以蒸糟粕而化精微，脾胃衰败，气尽而亡矣。益阳消阴。治痼冷沉寒，能发汗疏通血脉，宣导百药，辛则善散，热则通行。去营卫风寒，表虚自汗阳虚，腹中冷痛，咳逆结气。咳逆亦由气不归元，桂能引火，归宿丹田。木得桂而枯。削桂钉木根，其木即死。又能抑肝风而扶脾土。肝木盛则克土，辛散肝风，甘益脾土。从治目赤肿痛，以热攻热，名曰从治。及脾虚恶食，命火不足。湿盛泄泻，土为木克，不能防水。古行水方中，亦多用桂，如五苓散、滋肾丸之类。补劳明目，通经堕胎。辛热能动血故也。

出岭南桂州者良。州因桂名。色紫肉厚，味辛甘者，为肉桂。入肝、肾、命门。去粗皮用。其毒在皮。去里外皮，当中心者，为桂心。入心。枝上嫩皮，为桂枝。入肺、膀胱及手足。得人参、甘草、麦冬良，忌生葱、石脂。《本草》有菌桂、筒桂、牡桂、板桂之殊。今用者亦罕分别，惟以肉厚气香者良。

## 桂　心燥，补阳、活血

苦入心，辛走血。能引血化汗、化脓，内托痈疽、痘疮。同丁香，治痘疮灰塌。益精明目，消瘀生肌，补劳伤，暖腰膝，续筋骨。治风痹癥瘕，噎膈腹满，腹内冷痛，九种心痛。一虫、二疰、三风、四悸、五食、六饮、七冷、八热、九去来痛，皆邪乘于手少阴之络，邪正相激，故令心痛。

## 桂　枝轻，解肌、调荣卫

辛、甘而温，气薄升浮。入太阴肺、太阳膀胱经。温经通脉，发汗解肌。能利肺气。《经》曰：辛甘发散为阳。治伤风头痛，无汗能发。中风自汗，有汗能止。中，犹伤也，古文通用。自汗属阳虚。桂枝为君，芍药、甘草为佐，加姜、枣名桂枝汤，能和营实表。调和营卫，使邪从汗出，而汗自止。亦治手足痛风、胁风。痛风有风痰、风湿、湿痰、瘀血、气虚、血虚之异。桂枝用作引经。胁风属肝，桂能平肝。东垣曰：桂枝横行手臂，以其为枝也。又曰：气薄则发泄，桂枝上行而解表；气厚则发热，肉桂下行而补肾。王好古曰：或问桂枝止烦出汗，仲景治伤寒发汗，数处皆用桂枝汤；又曰无汗不得用桂枝，汗多者桂枝甘草汤，此又能闭汗也。二义相通否乎？曰：仲景云太阳病发热汗出者，此为营弱卫强，阴虚，阳必凑之，故以桂枝发其汗，此乃调其营气，则卫气自和，风邪无所容，遂自汗而解。非若麻黄能开腠理，发出其汗也。汗多用桂枝者，以之调和营卫，则邪从汗出，而汗自止，非桂枝能闭汗孔也。亦惟有汗者宜之。若伤寒无汗，则当以发汗为主，而不独调其营卫矣。故曰无汗不得服桂枝，有汗不得服麻黄也。《伤寒例》曰：桂枝下咽，阳盛则毙；承气入胃，阴盛则亡。

## 枸杞子平补而润

甘，平。《本草》苦寒。润肺清肝，滋肾益气，生精助阳，补虚劳，强筋骨，肝主筋，肾主骨。去风明目，目为肝窍，瞳子属肾。利大小肠。治嗌干消渴。昂按：古谚有云：出家千里，勿食枸杞。其色赤属火，能补精壮阳。然气味甘寒而性润，仍是补水之药，所以能滋肾益肝明目而治消渴也。

南方树高数尺，北方并是大树。以甘州所产、红润少核者良。酒浸捣用。根名地骨皮。见下。叶名天精草，苦、甘而凉。清上焦心肺客热，代茶止消渴。时珍曰：皆三焦气分之药。

## 地骨皮泻热凉血、补正气

甘淡而寒。降肺中伏火，泻肝肾虚热，能凉血而补正气。故内治五内邪热，热淫于内，治以甘寒。地骨一斤，生地五斤，酒煮服，治带下。吐血尿血，捣鲜汁服。咳嗽消渴，清肺。外治肌热虚汗，上除头风痛，能除风者，肝肾同治也。肝有热则自生风，与外感之风不同，热退则风自息。中平胸胁痛，清肝。下利大小肠。疗在表无定之风邪，传尸有汗之骨蒸。李东垣曰：地为阴，骨为里，皮为表。地骨皮泻肾火，牡丹皮泻包络火，总治热在外、无汗而骨蒸；知母泻肾火，治热在内、有汗而骨蒸。四物汤加二皮，治妇人骨蒸。朱二允曰：能退内潮，人所知也；能退外潮，人实不知。

病或风寒，散而未尽，作潮往来，非柴、葛所能治，用地骨皮走表又走里之药，消其浮游之邪，服之未有不愈者。特表明之。时珍曰：枸杞、地骨，甘寒平补，使精气充足，则邪火自退。世人多用苦寒，以芩、连降上焦，知、柏降下焦，致伤元气，惜哉！予尝以青蒿佐地骨退热，累有殊功。

甘草水浸一宿用。肠滑者忌枸杞子，中寒者忌地骨皮。掘鲜者同鲜小蓟煎浓汁，浸下疳甚效。



## 山茱萸 补肝肾、涩精气

辛，温，酸涩。补肾温肝。入二经气分。固精秘气，强阴助阳，安五脏，通九窍，《圣济》云：如何涩剂以通九窍？《经疏》云：精气充则九窍通利。昂按：山茱通九窍，古今疑之。得《经疏》一言，而意旨豁然。始叹前人识见深远，不易测识，多有如此类者。即《经疏》一语而扩充之，实可发医人之慧悟也。暖腰膝，缩小便。治风寒湿痹，温肝故能逐风。鼻塞目黄，肝虚邪客，则目黄。耳鸣耳聋。肾虚则耳鸣耳聋，皆固精通窍之功。王好古曰：滑则气脱，涩剂所以收之。仲景八味丸用之为君，其性味可知矣。昂按：《别录》、甄权皆云能发汗，恐属误文。酸剂敛涩，何以反发？仲景亦安取发汗之药以为君乎？李士材曰：酸属东方，而功多在北方者，乙癸同源也。【肝为乙木，肾为癸水。】

去核用，核能滑精。恶桔梗、防风、防己。

## 酸枣仁 补而润、敛汗，宁心

甘、酸而润。凡仁皆润。专补肝胆，炒熟酸温而香，亦能醒脾。故归脾汤用之。助阴气，坚筋骨，除烦止渴，敛阴生津。敛汗、《经疏》曰：凡服固表药而汗不止者，用枣仁炒研，同生地、白芍、五味、麦冬、竹叶、龙眼肉，煎服多效。汗为心液故也。宁心。心君易动，皆由胆怯所致。《经》曰：凡十一官皆取决于胆也。疗胆虚不眠，温胆汤中或加用之。肝虚则胆也虚，肝不藏魂，故不寐；血不归脾，卧亦不安。《金匮》治虚劳虚烦不眠，用酸枣仁汤：枣仁二升，甘草一两炙，知母、茯苓、芎䓖各二两。深师加生姜二两，此补肝之剂。《经》曰：卧则血归于肝。苏颂曰：一方加桂一两，二方枣仁并生用，治不得眠。岂得以煮过便为熟乎？酸痹久泻。酸收涩，香舒脾。

生用酸平，疗胆热好眠。时珍曰：今人专以为心家药，殊昧此理。昂按：胆热必有心烦口苦之症，何以反能好眠乎？温胆汤治不眠，用二陈加竹茹、枳实，二味皆凉药，乃以凉肺胃之热，非以温胆经之寒也。其以温胆名汤者，以胆欲不寒不燥，当温为候耳。胆热好眠四字，不能无疑也。炒，研用。恶防己。

## 杜　仲 补腰膝

甘、温能补，微辛能润。色紫入肝经气分。润肝燥，补肝虚。子能令母实，故兼补肾。肝充则筋健，肾充则骨强，能使筋骨相著。皮中有丝，有筋骨相著之象。治腰膝酸痛，《经》曰：腰者肾之府，转移不能，肾将惫矣；膝者筋之府，屈伸不能，筋将惫矣。一少年新娶，得脚软病，且痛甚，作脚气治，不效。孙琳曰：此肾虚也。用杜仲一两，半酒半水煎服，六日全愈。按：腰痛不已者，属肾虚；痛有定处，属死血；往来走痛，属痰；腰冷身重，遇寒即发，属寒湿；或痛或止，属湿热，而其原多本于肾虚，以腰者肾之府也。阴下湿痒，小便余沥，胎漏、怀孕沥血。胎坠。惯坠胎者，受孕一两月，用杜仲八两，糯米煎汤浸透，炒断丝，续断二两，酒浸，山药六两，为糊丸，或枣肉为丸，米饮下。二药大补肾气，托住胎元，则胎不坠。

出汉中。厚润者良。去粗皮剉，或酥炙、酒炙、蜜炙，盐酒炒、姜汁炒，断丝用，恶黑参。

## 女贞子平、补肝肾

甘、苦而平。少阴之精，隆冬不凋。益肝肾，安五脏，强腰膝，明耳目，乌髭发，补风虚，除百病。女贞酒蒸，晒干，二十两，桑椹干十两，旱莲草十两，蜜丸，治虚损百病。如四月即捣桑椹汁，七月即捣旱莲汁和药，不必用蜜。时珍曰：女贞上品妙药，古方罕用，何哉？

女贞、冬青，《本草》作二种，实一物也。冬至采佳。酒蒸用。近人放蜡虫于此树。

## 楮　实平补、助阳

甘，寒。助阳气，起阴痿，补虚劳，壮筋骨，明目充肌。时珍曰：《别录》、《大明》皆云楮实大补益，而《修真秘书》又云久服令人骨痿，《济生秘览》治骨哽用楮实煎汤，岂非软骨之征乎？《本草发明》甚言其功，而云今补药中罕用，惜未之察耳。

取子浸去浮者，酒蒸用。皮：善行水。治水肿气满。皮可为纸，楮汁和白及、飞面，调糊接纸，永不解脱。

## 桑白皮泻肺、行水。《十剂》作燥，以其行水也

甘、辛而寒。泻肺火，罗谦甫曰：是泻肺中火邪，非泻肺气也。火与元气不两立，火去则气得安矣，故《本经》又

云益气。东垣曰：甘固元气之不足而补虚；辛泻肺气之有余而止嗽。然性不纯良，不宜多用。钱乙泻白散：桑皮、地骨各一两，甘草五钱，每服二钱，入粳米百粒煎。时珍曰：桑皮、地骨，皆能泻火从小便出，甘草泻火缓中，粳米清肺养血，乃泻肺诸方之准绳也。一妇鼻久不闻香臭，后因他疾，缪仲醇为处方，每服桑皮至七八钱，服久而鼻塞忽通。利二便，散瘀血，下气行水，止嗽清痰。《发明》曰：肺中有水，则生痰而作嗽。除水气正所以泻火邪，实则泻其子也。火退气宁，则补益在其中矣。《十剂》曰：燥可去湿，桑白皮、赤小豆之类是也。治肺热喘满，唾血热渴，水肿胪胀。肺气虚及风寒作嗽者慎用。为线可缝金疮。

刮去外皮，取白用。如恐其泻气，用蜜炙之。续断、桂心为使，忌铁。

桑乃箕星之精。其木利关节，养津液，行水、《录验方》：枝皮细剉，酿酒服良。祛风。桑枝一升，细剉炒香，水三升，熬至二升，一日服尽，名桑枝煎。治风气脚气口渴。其火拔引毒气，祛风寒湿痹。凡痈疽不起，瘀肉不腐，瘰疬、流注、臁顽恶疮不愈，用桑木片扎成小把，燃火，吹息，炙患处。内服补托药良。煎补药，熬诸膏，宜用桑柴，内亦宜桑枝搅。

**桑椹**　甘，凉。色黑入肾而补水。利五脏关节，安魂镇神，聪耳明目，生津止渴，炼膏，治服金石药热渴。利水消肿，解酒乌髭。日干为末，蜜丸良。取极熟者，滤汁熬膏，入蜜炼稠，点汤和酒并妙。入烧酒经年愈佳。每日汤点服，亦治瘰疬，名文武膏。以椹名文武实也。

**桑叶**　甘，寒。手足阳明大肠、胃之药，凉血、刀斧伤者，为末干贴之妙。燥湿，去风明目。采经霜者，煎汤洗眼，去风泪。洗手足，去风痹。桑叶、黑芝麻等分，蜜丸，名扶桑丸。除湿去风，乌须明目。以五月五日、六月六日、立冬日采者佳。一老人年八十四，夜能细书，询之，云得一奇方，每年九月二十三日，桑叶洗目一次，永绝昏暗。末服止盗汗。严州有僧，每就枕，汗出遍身，比旦，衣被皆透，二十年不能疗。监寺教采带露桑叶，焙干为末，空心米饮下二钱，数日而愈。代茶止消渴。

## 桑寄生补筋骨、散风湿

苦坚肾，助筋骨而固齿、长发；齿者骨之余，发者血之余。甘益血，主崩漏而下乳、安胎。三症皆由血虚。外科散疮疡，追风湿。

他树多寄生，以桑上采者为真，杂树恐反有害。茎、叶并用，忌火。

## 卮　子（栀子）泻心肺三焦之火

苦，寒。轻飘象肺，色赤入心，泻心肺之邪热，使之屈曲下行，从小便出，海藏曰：或用为利小便药，非利小便，乃肺清则化行，而膀胱津液之府，得此气化而出也。而三焦之郁火以解，热厥厥有寒热二症心痛以平，丹溪曰：治心痛当分新久。若初起因寒因食，宜当温散；久则郁而成热，若用温剂，不助痛添病乎？古方多用栀子为君，热药为之向导，则邪易伏。此病虽日久，不食不死，若痛止恣食，病必再作也。吐衄、血淋、血痢之病以息。最清胃脘之血。炒黑末服，吹鼻治衄。《本草汇》曰：治实火之血，顺气为先，气行则血自归经；治虚火之血，养正为先，气壮则自能摄血。丹溪曰：治血不可单行、单止，亦不可纯用寒药。【气逆为火，顺气即是降火。】治心烦懊侬不眠，仲景用栀子豉汤。王好古曰：烦者气也，燥者血也，故用栀子治肺烦，香豉治肾躁。亦用作吐药，以邪在上焦，吐之则邪散，《经》所谓其高者因而越之也。按：栀豉汤吐虚烦客热，瓜蒂散吐痰食宿寒。五黄、古方多用栀子、茵陈。五淋，亡血津枯，口渴目赤，紫癜白癞，皰皶疮疡。皮腠，肺所主故也。

生用泻火，炒黑止血，姜汁炒止烦呕。内热用仁，表热用皮。

## 猪　苓通，行水

苦泄滞，淡利窍，甘助阳。入膀胱、肾经。升而能降，开腠发汗，利便行水，与茯苓同而不补。治伤寒温疫大热，《经疏》曰：大热利小便，亦分消之意。懊侬消渴，肿胀淋浊，泻痢痎疟。疟多由暑，暑必兼湿。《经》曰：夏伤于暑，秋必痎疟。然耗津液，多服损肾昏目。肾水不足则目昏。仲景五苓散：猪苓、茯苓、泽泻、白术、桂，为治水之总剂。昂按：《经》曰：膀胱者，州都之官，津液藏焉，气化则能出矣。用肉桂辛热引入膀胱，所以化其气也。除桂名四苓散。《资生经》曰：五苓散能生津液，亦通大便。曾世荣治惊风，亦用五苓散，曰茯苓安心神，泽泻导小便，小肠利而心气平；木得桂而枯，能抑肝而风自止。可谓善用五苓者矣。

多生枫树下，块如猪屎，故名。马屎曰通，猪屎曰苓。苓即屎也，古字通用。肉白而实者良。去皮用。

## 黄　檗(黄柏)泻相火、补肾水

苦，寒，微辛，沉阴下降。泻膀胱相火，足太阳引经药。补肾水不足。坚肾润燥。《发明》曰：非真能补也，肾苦燥，急食辛以润之；肾欲坚，急食苦以坚之也。相火退而肾固，则无狂荡之患矣。按：肾本属水，虚则热矣；心本属火，虚则寒矣，除湿清热。疗下焦虚，骨蒸劳热，阴虚生内热。诸痿瘫痪，热胜则伤血。血不荣筋，则耎【耎，音软】短而为拘；湿胜则伤筋，筋不束骨，则弛长而为痿。合苍术名二妙散，清热利湿，为治痿要药。或兼气虚、血虚、脾虚、肾虚、湿痰、死血之不一，当随症加治。目赤耳鸣，肾火。消渴便闭，黄疸水肿，王善夫病便闭，腹坚如石，腿裂出水，饮食不下。治满、利小便药，遍服不效。东垣曰：此奉养太过，膏粱积热，损伤肾水，致膀胱干涸，小便不化，火又逆上，而为呕哕。《难经》所谓关则不得小便，格则吐逆者。《内经》所谓无阴则阳无以化也。遂处以北方大苦寒之剂，黄柏、知母各一两，酒洗焙研，桂一钱为引，名滋肾丸，每服二百丸。少焉，前阴如刀刺火烧，溺出床下成流，肿胀遂消。水泻热痢，痔血肠风，漏下赤白，皆湿热为病。诸疮痛痒，头疮、研末傅之。口疮。蜜炒，研，含。凡口疮用凉药不效者，乃中气不足，虚火上炎。宜用反治之法。参、术、甘草补上之虚，干姜散火之标，甚者加附子，或噙官桂，引火归元。杀虫安蛔。久服伤胃，尺脉弱者禁用。若虚火上炎，服此苦寒之剂，有寒中之变。时珍曰：知母佐黄柏，滋阴降火，有金水相生之义。古云黄柏无知母，犹水母之无虾也。【水母以虾为目】盖黄柏能制命门、膀胱阴中之火，知母能清肺金，滋肾水之化源。丹溪曰：君火者，人火也，心火也，可以水灭，可以直折，黄连之属，可以制之。相火者，天火也，龙雷之火也，阴火也，不可以水湿制之，当从其性而伏之，惟黄柏之属，可以降之。按：火有虚火、实火、燥火、湿火、郁火、相火之异。虚火宜补，实火宜泻，燥火宜滋润，郁火宜升发。湿火由湿郁为热，多病胕肿，《经》所谓“诸腹胀大，皆属于热；诸病胕肿，皆属于火”是也。宜利湿清热而兼补脾。相火寄于肝肾，乃龙雷之火，非苦寒所能胜，宜滋阴养血，壮水之主，以制阳光。又按：诸病之中，火症为多。有本经自病者，如忿怒生肝火，焦思生心火之类是也；有子母相克者，如心火克肺金，肺火克肝木，肝火克脾土之类是也。有脏腑相移者，如肺火咳嗽，久则移热于大肠而泄泻；心火烦焦，久则移热于小肠，而为淋闷之类是也。又有别经相移者，有数经合病者，当从其重者而治之。

川产、肉厚、色深者良。生用降实火，蜜炙则不伤胃。炒黑能止崩带。酒制治上，蜜制治中，盐制治下。炙末乳调，能涂冻疮。

## 枳实、枳壳泻，破气、行痰

苦、酸，微寒。其功皆能破气。气行则痰行喘止，痞胀消，脾无积血，心下不痞；浊气在上，则生䐜胀。东垣曰：枳实治下而主血，枳壳治上而主气。痛刺息，后重除。治胸痹结胸，食积五膈，痰癖癥结，呕逆咳嗽，水肿胁胀，肝郁。泻痢淋闭，痔肿肠风。除风去痹，辛散风。开胃健脾。所主略同，但枳实利胸膈，枳壳宽肠胃；枳实力猛，大小承气汤皆用之。丹溪曰：枳实泻痰，能冲墙倒壁。枳壳力缓为少异。孕妇及气虚人忌用。按：《本草》壳、实皆云明目，思之不得其解。然目疾方中多用之，岂以其破浊气即能升清气乎？《本经》又言枳实益气，想亦同此理也。故厚朴条中，亦有益气明目之文。王好古曰：枳实佐以参、术、干姜则益气，佐以硝、黄、牵牛则破气，此《本经》所以言益气而复言消痞也。张元素曰：枳壳泄肺、走大肠，多用损胸中至高之气。昔湖阳公主难产，方士进瘦胎饮，用枳壳四两，甘草二两，五月后日服一钱。洁古改以枳、术，名束胎丸。寇宗奭明其不然。盖孕妇全赖血气以养胎，血气充实，胎乃易生。彼公主奉养太过，气实有余，故可服之。若概施则误矣。时珍曰：八九月胎，气盛壅滞，用枳壳、苏梗以顺气。胎前无滞，则产后无虚也。气弱者，大非所宜矣。



皮厚而小为枳实，壳薄虚大为枳壳。陈者良。麸炒用。时珍曰：壳、实上世未分，魏晋始分用。洁古、东垣，始分壳治上、实治下。海藏始分壳主气、实主血。然仲景治上焦胸痹、痞满用枳实，诸方治下血、痢、痔、肠秘后重用枳壳，则实不独治下，而壳不独治高也。盖自飞门至魄门，皆肺主之。三焦相通，一气而已。【飞门，口也。魄门，即肛门。】

## 厚　朴 泻，下气散满

苦降能泻实满，辛温能散湿满。王好古曰：《别录》言厚朴温中益气，消痰下气。果泄气乎？益气乎？盖与枳实、大黄同用，则泻实满，所谓消痰下气是也；与橘皮、苍术同用，则除湿满，所谓温中益气是也。与解利药同用，则治伤寒头痛；与泻利药同用，则厚肠胃。大抵味苦性温，用苦则泻，用温则补也。【同大黄、枳实，即承气汤。同橘皮、苍术，即平胃散。】按：胀满症多不同，清、补贵得其宜。气虚宜补气，血虚宜补血，食积宜消导，痰滞宜行痰，挟热宜清热，湿盛宜利湿，寒郁者散寒，怒郁者行气，蓄血者消瘀，不宜专用行散药。亦有服参、耆而胀反甚者，以挟食、挟血、挟热、挟寒，不可概作脾虚气弱治也。入足太阴、阳明脾、胃。平胃调中，佐苍术为平胃散，平湿土之太过，以致于中和。消痰化食，厚肠胃，行结水，破宿血，杀脏虫。治反胃呕逆，喘咳泻痢，冷痛霍乱。误服脱人元气，孕妇忌之。

榛树[1]皮也，肉厚紫润者良。去粗皮，姜汁炙，或醋炒用。干姜为使，恶泽泻、硝石。忌豆，犯之动气。

## 槟　榔泻气、行水、破胀、攻坚

苦温破滞，辛温散邪。泻胸中至高之气，使之下行。性如铁石，能坠诸药至于下极。攻坚去胀，消食行痰，下水除风，杀虫醒酒。治痰癖癥结，瘴疠疟痢，水肿脚气。脚气冲心，尤须用之，童便、姜汁，温酒调服。大小便气秘，里急后重。同木香用。木香能利气。过服则损真气。岭南多瘴，以槟榔代茶，其功有四：醒能使醉，醉能使醒，饥能使饱，饱能使饥。然泄脏气，无瘴之地忌用。

鸡心尖长，破之作锦纹者良。程星海曰：阴毛生虱，世鲜良方。以槟榔煎水洗即除。又方，以心红擦之亦好。

## 大腹皮泻，下气；通，行水

辛泄肺，温和脾。下气行水，通大小肠。治水肿脚气，痞胀痰膈，瘴疟霍乱。气虚者忌用。

子：似槟榔，腹大形扁。故与槟榔同功。取皮，酒洗，黑豆汤再洗，煨用。鸩鸟多栖其树，故宜洗净。

## 槐　实即槐角，泻风热、凉大肠

苦，寒，纯阴。入肝经气分。疏风热，润肝燥，凉

---

① 榛树：此《别录》载厚朴树之古名，与今桦木科榛并非一物。

大肠。治烦闷风眩，痔血肠风，粪前有血名外痔，粪后有血名内痔，谷道努肉名举痔，头上有孔名痔瘘【瘘，音漏】，疮内有虫名虫痔。大法用槐角、地榆、生地以凉血，芩、连、栀、柏以清热，防风、秦艽以祛风湿，芎、归、人参以和血生血，枳壳宽肠，升麻升提。治肠风略同，不宜专用寒凉，须兼补剂收功。阴疮湿痒。明目止泪，清肝，泪为肝热。固齿乌髭，十月上巳采，渍牛胆中，阴干百日。食后吞一枚，明目补脑，发白还黑，肠风痔血，尤宜服之。杀虫、根、皮皆能洗痔。堕胎。

去单子及五子者，铜槌槌碎，牛乳拌蒸。槐乃虚星之精。

槐花：苦，凉。入肝、大肠血分而凉血。血凉则阴自足。治风热目赤，赤白泄痢，五痔肠风，吐崩诸血。舌上无故出血如线者，名血衄，炒研掺之。陈者良。

## 苦楝子 一名金铃子。泻湿热、治疝、杀虫

苦，寒，有小毒。能入肝舒筋，能导小肠、膀胱之热，因引心包相火下行，通利小便。为疝气要药。亦治伤寒热狂、热厥，腹痛心痛。杀三虫，疗疡疥。《夷坚志》：消渴症有虫耗其津液者，取根皮浓煎，加少麝服，下其虫而渴自止。脾胃虚寒忌之。

川产良。酒蒸，寒因热用。去皮取肉，去核用。用核则槌碎，浆水煮一伏时，去肉用。茴香为使。

## 蔓荆子 轻、宣，散上部风热

辛、苦，微寒。轻浮升散。入足太阳、阳明、厥阴

膀胱、胃、肝经。搜风凉血，通利九窍。治湿痹拘挛，头痛脑鸣，太阳脉络于脑。目赤齿痛，齿虽属肾，为骨之余，而上龈属足阳明，下龈属手阳明。阳明风热上攻，则动摇肿痛。头面风虚之症。明目固齿，长发泽肌。

去膜，打碎用。亦有酒蒸炒用者。恶石膏、乌头。

## 石南叶 宣，去风、补肾

辛散风，苦坚肾。补内伤阴衰，利筋骨皮毛，为治肾虚脚弱、风痹之要药。妇人不可久服，令思男。时珍曰：今人绝不知用，盖为《药性论》有令人阴痿之说也。不知此药能令肾强，人或借此纵欲，以致痿弱。归咎于药，良可慨也。昂按：石南补阴祛风则有之，然味辛不热，不助相火，亦未闻邪淫方中用石南者。《别录》思男之说，殆不可信。

关中者佳，炙用。

## 辛夷 即木笔花。宣，散上焦风热

辛、温轻浮。入肺胃气分。能助胃中清阳上行，通于头脑。温中解肌，通九窍，利关节。主治鼻渊鼻塞，肺主鼻。胆移热于脑，则鼻多浊涕而渊；风寒客于脑则鼻塞。《经》曰：脑渗为涕。王冰曰：胆液不澄，则为浊涕。如泉不已，故曰鼻渊。及头痛面皯，音旱，黑斑。可作面脂。目眩齿痛，九窍风热之病。然性走窜，气虚火盛者忌服。时珍曰：肺开窍于鼻，阳明胃脉环鼻上行。脑为元神之府，鼻为命门之窍。人之中气不足，清阳不升，则头为之倾，九窍为之不利。吾乡金正希先生尝语余曰：人之记性，皆在脑中。小儿善忘者，脑未满也；老人健忘者，脑渐空也。凡人外见一物，必有一形影留于脑中。昂按：今人每记忆往事，必闭目上瞪而思索之，此即凝神于脑之意也。不经先生道破，人皆习焉而不察矣。李时珍云：脑为元神之府，其于此义，殆有暗符欤？

去外皮毛，毛射肺，令人咳。微炒用。芎䓖为使，恶石脂，畏黄耆、菖蒲、石膏。

## 郁李仁润燥、泻气、破血

辛、苦而甘。入脾经气分。性降，下气行水，破血润燥。治水肿癃急，大肠气滞，关格不通。用酒能入胆，治悸、目张不眠。一妇因大恐而病，愈后目张不瞑。钱乙曰：目系内连肝胆，恐则气结，胆横不下，郁李润能散结，随酒入胆，结去胆下，而目瞑矣。然治标之剂，多服渗人津液。

去皮、尖，蜜浸研。

## 金樱子涩精、固肠

酸涩。入脾、肺、肾三经。固精秘气。治梦泄遗精，和芡实为丸，名水陆丹。泄痢便数。丹溪曰：经络隧道，以通畅为平和，而昧者取涩性为快，熬煎食之，自作不靖，咎将谁执？时珍曰：无故而食以恣欲则不可，若精气不固者，服之何害？

似榴而小，黄赤有刺。取半黄，熟则纯甘。去刺核用。熬膏亦良。《笔谈》曰：熬膏则甘，全失涩味。

## 诃　子涩肠、敛肺、泻气

苦以泄气消痰，酸以敛肺降火，东垣曰：肺苦气上逆，急食苦以泄之，以酸补之。诃子苦重泄气，酸轻不能补肺，故嗽药中不用。涩以收脱止泻，温以开胃调中。治冷气腹胀，膈气呕逆，痰嗽喘急，肺挟痰水，或被火伤，故宜苦酸敛之。泻痢脱肛，肠风崩带，皆取其酸涩。开音止渴。肺敛则音开，火降则渴止。古方有诃子清音汤。然苦多酸少，虽涩肠而泄气，气虚及嗽痢初起者忌服。同乌梅、倍子则收敛，同陈皮、厚朴则下气。得人参，治肺虚寒嗽；得陈皮、砂仁，治冷气腹胀。佐白术、莲子，治虚寒久泻；佐樗皮，治肠澼便血。同蛇床、五味、山茱、续断、杜仲，治虚寒带下。

从番舶来，番名诃黎勒，岭南亦有。六棱黑色，肉厚者良。酒蒸一伏时，去核取肉用，用肉则去核。生用清金行气，煨熟温胃固肠。海鱼放涎凝滑，船不能行，投诃子汤，寻化为水，其化痰可知。

## 乌　药宣，顺气

辛温香窜，上入脾肺，下通肾经，能疏胸腹邪逆之气，一切病之属气者皆可治。气顺则风散，故用以治中气、中风，厥逆、痰壅、口噤、脉伏，身温为中风，身冷为中气。又有痰为中风，无痰为中气。《局方》治此，亦用乌药顺气散。许学士曰：暴怒伤阴，暴喜伤阳。忧愁不已，气多厥逆，往往得中气之症，不可作中风治。及膀胱冷气，小便频数，反胃吐食，宿食不消，泻痢霍乱。女人血凝气滞，小儿蚘蛔，外如疮疖疥疠，皆成于血逆，理气亦可治之。疗猫、犬百病。气虚、气热者禁用。时珍曰：四磨汤治七情郁结上气喘急者，降中兼收，泻中兼补也。方用人参、乌药、沉香、槟榔，各浓磨汁七分合煎。缩泉丸，用同益智，等分为丸，治虚寒便数者，取其通阳明少阴也。

根有车毂纹，形如连珠者良。酒浸一宿用。亦有煅研用者。

## 五加皮 宣，去风湿；补，壮筋骨

辛顺气而化痰，苦坚骨而益精，温祛风而胜湿。逐肌肤之瘀血，疗筋骨之拘挛。肾得其养，则妄水去而骨壮；肝得其养，则邪风去而筋强。治五缓虚羸，五脏筋脉缓纵。《千金方补》云：五月五日采茎，七月七日采叶，九月九日采根，合为末，治五劳。阴痿囊湿，女子阴痒，湿生虫。小儿脚弱，明目愈疮。酿酒尤良。王纶曰：风病饮酒，能生痰火，惟五加浸酒益人。

茎青，节白，花赤，皮黄，根黑，上应五车之精。芬香五叶者佳。远志为使，恶玄参。

## 椿樗白皮 涩肠、燥湿

苦燥湿，寒胜热，涩收敛。入血分而涩血，去肺胃之陈痰。治湿热为病，泄泻久痢，崩带肠风，梦遗便数，有断下之功。痢疾滞气未尽者勿遽用。勉强固涩，必变他症。去疳䘌，樗皮尤良。时珍曰：椿皮入血分而性涩，樗皮入气分而性利。凡血分受病不足者宜椿皮，气分受病有郁者宜樗皮。《乾坤生意》治疮肿下药，用樗皮水研，服汁取利，是其验矣。【昂按：樗皮止泻痢，终是涩剂。】寇氏曰：一妇年四十余，耽饮无度，多食鱼蟹，积毒在脏，日夜二三十泻，便与脓血杂下，大肠连肛门甚痛。用止血痢药不效，用肠风药益甚，盖肠风有血无脓也。服热药，腹愈痛，血愈下；服冷药，注泻食减；服温平药，则若不知，年余待毙。或教服人参散，樗皮、人参各一两为末，空心温酒或米饮下二钱，遂愈。【昂按：此方仍是作痢疾治。】

香者为椿，肌实而赤嫩，其苗可茹；臭者为樗，肌虚而白，主治略同。根东引者良。去粗皮，或醋炙、蜜炙用。忌肉面。

## 榆白皮滑，利窍

甘滑下降。入大小肠、膀胱经。行经脉，利诸窍，通二便，渗湿热，滑胎产，或胎死腹中，服汁可下。下有形留着之物。治五淋肿满，《备急方》捣屑作粥食，小便利差。喘嗽不眠，嵇康《养生论》：榆令人瞑。疗疥癣秃疮，消赤肿妒乳。乳痈汁不出，内结成肿，名妒乳。和陈醋滓调，日六七易，效。《十剂》曰：滑可去着，冬葵子、榆白皮之属是也。

有赤白二种，去粗皮，取白用。采皮为面，荒年当粮可食。香剂以之调和，粘滑胜于胶漆。

## 秦皮涩而补、明目

苦，寒。色青，性涩。补肝胆而益肾。以能平木，能除肝热，故治目疾、洗目赤，退翳膜。惊痫。以其收涩而寒，故治崩带下痢。仲景白头翁汤用之。以其涩而补下焦，故能益精有子。时珍曰：天道贵啬，惟收涩故能补。今人只知治目一节，几于废弃，良为可惋。

出西土。皮有白点、渍水碧色、书纸不脱者真。大戟为使，恶吴茱萸。

## 海桐皮宣，祛风湿

苦，温。《经疏》云：应兼辛。入血分。祛风，去湿，杀虫，能行经络达病所。治风蹶顽痹，腰膝疼痛，《传信方》海桐、薏苡各二两，牛膝、芎䓖、羌活、地骨皮、五加皮各一两，甘草五钱，生地十两，酒二斗浸。此方不得增减，早、中、晚饮，常令醺醺。疳䘌疥癣，目赤煎洗牙虫。煎服，或含漱。

出广南，皮白坚韧，作索不烂。

## 蕤　仁亦名白桵，音同蕤。补，明目

甘，温。《别录》微寒。入心、肝、脾三经。消风散热，益水生光。三经皆血脏也。血得其养，则目疾平。凡目病在表，当疏风清热；在里属肾虚、血少、神劳，宜补肾养血安神。远视为肾水亏，近视为火不足。治目赤肿痛，眦烂泪出。亦治心腹邪热，结气痰痞。今人惟用疗眼。陈藏器曰：生治足睡，熟治不眠。

丛生有刺，实如五味，圆扁有纹，紫赤可食。取仁浸去皮尖，研用。

## 密蒙花润肝、明目

甘而微寒。入肝经气血分。润肝燥。治目中赤脉，青盲肤翳，赤肿眵音鸱。眼脂泪，小儿疳气攻眼。

产蜀中。叶冬不凋。其花繁密蒙茸，故名。拣净，酒浸一宿，候干，蜜拌蒸，晒三次。

## 芙蓉花泻，凉血、解毒

辛，平。性滑涎粘。清肺凉血，散热止痛，消肿排脓。治一切痈疽肿毒有殊功。用芙蓉花，或叶、或皮、或根，生捣或干研末，蜜调涂四围，中间留头，干则频换。初起者即觉清凉，痛止肿消，已成者即脓出，已溃者则易敛。疡科秘其名为清凉膏、清露散、铁箍散，皆此物也。或加赤小豆末，或苍耳烧存性为末，加入亦妙。

## 山茶花泻，凉血

甘、微辛，寒。色赤，入血分。治吐衄肠风。麻油调末，涂汤火伤。

用红者为末，入童便、姜汁，酒调服，可代郁金。

## 木　槿泻热

苦，凉。活血润燥。治肠风泻血，痢后热渴。作饮服，令人得睡。

川产者治癣疮。癣疮有虫，用川槿皮、肥皂水浸，时时搽之，或浸汁磨雄黄尤妙。

用根皮。

## 杉　木宣，散肿胀

辛，温。去恶气，散风毒。治脚气肿痛，心腹胀满，洗毒疮。柳子厚纂《救死方》云：得脚气，夜半痞绝，胁块如石，昏困且死。郑洵美传杉木汤，食顷大下，块散气通。用杉木节一升，橘叶一升，无叶以皮代，大腹槟榔七枚，连子槌碎，童便三升煮，分二服。若一服得快利，即停后服。

有赤白二种，赤油斑如野鸡者，作棺尤贵。性直，烧炭最发火药。

## 乌臼木泻热毒

苦，凉。性沉而降。利水通肠，功胜大戟。疗疔肿，解砒毒。极能泻下。凡患肿毒、中砒毒者，不拘根、皮、枝、叶，捣汁多饮，得大利即愈，虚人忌用。

子：可作烛。

## 水杨柳宣，行气血

苦，平。痘疮顶陷，浆滞不起者，用枝煎汤浴之。此因气凝血滞，或风寒外束而然，得此暖气透达，浆随暖而行，再用助气血药更效。

枝：煎汁，治黄疸。

## 皂　角宣，通窍、搜风

辛、咸，性燥，气浮而散。入肺、大肠经。金胜木，燥胜风，故兼入肝。搜风泄热，吹之导之，则通上下关窍而涌吐痰涎，搐鼻立作喷嚏。治中风口噤，胸痹喉痹。凡中风不省人事，口噤不能进药，急提头发，手掐人中，用皂角末或半夏末吹入鼻中，有嚏者生，无嚏者肺气已绝，死。或用稀涎散吐之，皂角末一两，白矾五钱，每用一钱，温水调灌。或加藜芦、少麝，鹅翎探喉，令微吐稀涎，再用药治。年老气虚人忌用。服之则除湿去垢，最去油腻，刮人肠胃。消痰破坚，取中段，汤泡服，治老人风秘。杀虫下胎。治风湿风癞，痰喘肿满，坚癥囊结，厥阴肝脉络阴器。寒客肝经，则为囊结。涂之则散肿消毒，煎膏贴一切痹痛。合苍术焚之，辟瘟疫湿气。

一种小如猪牙，一种长而枯燥，一种肥厚多脂。多脂者良。去粗皮、子弦，或蜜炙、酥炙，绞汁烧灰用。柏实为使，恶麦冬，畏人参、苦参。性能消铁，不结荚者，凿树一孔，入铁封之，则结荚矣。锤碾见之，久则成孔，故此木不能烧爨。

**皂角刺** 辛，温。搜风杀虫，功同皂荚。但其锋锐，能直达患处，溃散痈疽。治痈毒妒乳，风疠恶疮，【疠，同癞。】疠乃营气热胕，风寒客于脉而不去。经曰：脉风成为疠。脉与营皆血也。蒸晒为末，大黄汤调下。胎衣不下。痈疽已溃者禁用，孕妇忌之。

**皂角子** 通大便燥结。煅存性用。汪机曰：其性得湿则滑。李时珍曰：亦辛以润之之义，非得湿则滑也。

## 肥皂荚泻热毒

辛，温。除风湿，去垢腻。故澡身、盥面用之。疗无名肿毒有奇功。不拘奇疡恶毒，用生肥皂去子、弦及筋，捣烂，酽醋和敷，立愈。不效再敷，奇验。此方方书未载，若贫人僻地，仓卒无药者，用之甚便，故特著之。《集成》云：生肥皂火煅存性，生油、腻粉调敷诸恶疮。

## 棕　榈涩，止血

苦能泄热，涩可收脱，烧黑能止血。红见黑则止，不可烧过。棕榈、侧柏、卷柏烧存性，饭丸，止远年下血，亦可煎服。治吐衄下痢，崩带肠风。失血过多者，初起未可遽用。

年久败棕尤良。与发灰同用更良。

## 茶泻热、清神、消食

苦、甘，微寒。下气消食，去痰热，除烦渴，清头目，得春初生发之气，故多肃清上膈之功。《汤液》云：茶苦寒下行，如何是清头目？《蒙筌》曰：热下降，则上自清矣。醒昏睡，清神。解酒食、油腻、烧炙之毒，利大小便。多饮消脂最能去油寒胃。故浓茶能引吐。《千金》疗卒头痛如破，非中冷、中风，由痰厥气上冲所致，名厥头痛。单煮茶恣饮取吐，直吐出胆汁乃已，渴而即瘥。酒后饮茶，引入膀胱、肾经，患瘕疝水肿，空心亦忌之。与姜等分浓煎，名姜茶饮。治赤白痢。茶助阴，姜助阳，使寒热平调。并能消暑、解酒食毒。

陈细者良，粗者损人。

## 吴茱萸燥，去风寒湿；宣，下气开郁

辛、苦，大热，有小毒。入足太阴脾血分，少阴、厥阴肾、肝气分。其气燥，故专入肝而旁及脾肾。润肝燥脾，温中下气，除湿解郁，去痰杀虫，开腠理，逐风寒。治厥阴头痛，仲景用吴茱萸汤。阴毒腹痛，痛在少腹。呕逆吞酸，俗名醋心。亦有吐酸者，宜降火清痰，用吴茱作向导。蔡中丞苦痰饮，率十日一发，头痛背寒，呕酸不食。得一方，茯苓、吴萸汤泡七次，等分，蜜丸，名吴仙丹。前后痰方无及此者。痞满噎膈，胃冷。食积泻痢，血痹阴疝，痔疾肠风，脚气水肿，口舌生疮，为末，醋调贴足心，移夜便愈，能引热下行。冲脉为病，气逆里急。宜此主之。性虽热，而能引热下行，段成式言椒性善下，吴茱性上，似不尽然。寇宗奭曰：此物下气甚速。东垣曰：浊阴不降，厥气上逆，膈塞胀满，非吴茱不可治也。昂按：吴茱辛热，故性上；气味俱厚，故善降。利大肠壅气，故治肠风痔痢。下产后余血。故产后必用之。然走气动火，昏目发疮，血虚有火者禁用。

陈者良。泡去苦烈汁用。须泡数次。止呕黄连水炒，治疝盐水炒，治血醋炒。恶丹参、硝石。

### 川　椒 宣，散寒湿；燥，补火

辛，热，纯阳。入肺，发汗散寒，治风寒咳嗽；入脾，暖胃燥湿，消食除胀，治心腹冷痛，吐泻澼痢，痰饮水肿；《千金方》：有人冷气入阴囊肿满，生椒择净，帛裹着丸囊，厚半寸，须臾热气大通，日再易，取消瘥。梅师用桂末涂亦良。入右肾命门补火，治肾气上逆，能下行导火归元。每日吞二十粒，大能温补下焦。阳衰溲数，阴汗泄精。下焦虚寒。坚齿明目，破血通经，除癥安蛔。虫见椒则伏。仲景蛔厥乌梅丸用之。凡虫啮腹痛者，面白唇红，时发时止。杀鬼疰、虫鱼毒。最杀劳虫。危氏神授丸：川椒炒出汗，为末，米饮下三钱。有人病传尸劳，遇异人传此方，服至二斤，吐出虫如蛇而安。肺、胃素热者忌服。丹溪曰：食椒既久，则火自水中生，多被其毒也。

秦产名秦椒，俗名花椒，实稍大；蜀产肉厚皮皱为川椒。闭口者杀人。微炒去汗，捣，去里面黄壳，取红用。名椒红。得盐良，入肾。使杏仁，畏款冬、防风、附子、雄黄、麻仁、凉水。椒乃玉衡星之精，辟疫伏邪，故岁旦饮椒柏酒。

子名椒目，苦、辛。专行水道，不行谷道。能治水臌，除胀定喘，及肾虚耳鸣。

## 胡　椒燥

辛，热，纯阳。暖胃快膈，下气消痰。治寒痰食积，肠滑冷痢，阴毒腹痛，胃寒吐水，牙齿浮热作痛，合荜茇散之。杀一切鱼肉鳖蕈音寻，上声毒。食料宜之，嗜之者众。多食损肺，走气动火，发疮痔脏毒，齿痛目昏。

毕澄茄一类二种，主治略同。

## 苏　木泻，行血、解表

甘、咸、辛，凉。入三阴血分。行血去瘀，发散表里风气。宜与防风同用。治产后血晕，《肘后方》煮汁服。海藏方加乳香，酒服。胀满欲死，血痛血瘕，经闭气壅，痈肿扑伤，排脓止痛。多破血，少和血。

出苏方国，交、爱亦有。忌铁。

## 沉　香重，宣，调气、补阳

辛、苦，性温。诸木皆浮，而沉香独沉，故能下气而坠痰涎。怒则气上，能平肝下气。能降亦能升，气香入脾，故能理诸气而调中。东垣曰：上至天，下至泉。用为使，最相宜。色黑、体阳，故入右肾命门，暖精助阳。

行气不伤气，温中不助火。治心腹疼痛，噤口毒痢，癥癖邪恶，冷风麻痹，气痢气淋。

色黑沉水者良。香甜者性平，辛辣者热。入汤剂，磨汁用；入丸散，纸裹置怀中，待燥碾之。忌火。鹧鸪斑者名黄沉，如牛角黑者名角沉，咀之软，削之卷者名黄腊沉，难得。浮者名栈香，半沉者名煎香。鸡骨香虽沉而心空，并不堪用。

## 檀　香宣，理气

辛，温。调脾肺，利胸膈，去邪恶，能引胃气上升，进饮食，为理气要药。《内典》曰；旃檀涂身，能除热恼。昂按：《内典》欲念，亦称热恼。盖诸香多助淫火，惟檀香不然，故释氏焚之。道书又以檀为浴香，不可以供上真。

## 紫　檀重，和血

咸，寒。血分之药。和荣气，消肿毒，敷金疮，止血定痛。

## 降真香焚之能降诸真，故名。宣，辟恶、止血、生肌

辛，温。辟恶气怪异，疗伤折金疮，止血定痛，消肿生肌。周崇逐寇被伤，血出不止，敷花蕊石散不效。军士李高，用紫金藤散敷之，血止痛定，明日结痂无瘢。曾救万人。紫金藤，即降真香之最佳者也。

## 丁　香燥，暖胃、补肾

辛，温，纯阳。泄肺温胃，大能疗肾，壮阳事，暖

阴户。治胃冷壅胀，呕哕呃忒，【按：方书无呃字，或作欬逆，或作哕气。】丹溪曰：人之阴气，依胃为养，土伤则木挟相火，直冲清道而上作咳逆。古人以为胃寒，用丁香、柿蒂，不能清痰利气，惟助火而已。按：呃逆有痰阻、气滞、食塞，不得升降者；有火郁下焦者；有伤寒汗吐下后，中气大虚者；有阳明内热失下者；有痢疾大下，胃虚而阴火上冲者。时珍曰：当视虚实阴阳，或泄热，或降气，或温或补，或吐或下可也。古方单用柿蒂，取其苦温降气。《济生》加丁香、生姜，取其开郁散痰。盖从治之法，亦尝有收效者矣。朱氏但执以寒治热，矫枉之过矣。痃癖奔豚，腹痛口臭，丹溪曰：脾有郁火，溢入肺中，浊气上行，发为口气。治以丁香，是扬汤止沸耳。惟香薷甚捷。脑疳齿䘌，痘疮胃虚、灰白不发。热症忌用。

有雌雄二种。雌即鸡舌香，力大。若用雄，去丁盖乳子。畏郁金、火。

## 乳　香一名薰陆香。宣，活血、伸筋

香窜入心，苦温补肾，辛温通十二经。能去风伸筋，筋不伸者，敷药加用，活血调气。托里护心，香彻疮孔，能使毒气外出，不致内攻。生肌止痛。治心腹诸痛，口噤耳聋，痈疽疮肿，产难折伤。皆取其活血止痛。亦治癫狂。以能去风散瘀。《灵苑》辰砂散：辰砂一两，乳香、枣仁各五钱，酒下，恣饮沉醉，听睡一二日勿动，惊醒则不可治。《本事》加人参一两，名宁志膏。

出诸番，如乳头明透者良。市人多以枫香伪之。性粘难研，水飞过，用钵坐热水中研之，或用灯心同研则易细。

### 没　药宣，散瘀、定痛

苦，平。《经疏》云：应兼辛。入十二经。散结气，通滞血，消肿定痛生肌，寇宗奭曰：血滞则气壅，气壅则经络满急，故肿且痛。补心胆虚，肝血不足。推陈致新，能生好血。治金疮杖疮血肉受伤，故瘀而发热作痛。恶疮痔漏，翳晕目赤，肝经血热。产后血气痛，破癥堕胎。乳香活血，没药散血，皆能消肿止痛生肌，故每兼用。疮疽已溃者忌用，脓多者勿敷。

出诸南番。色赤、类于琥珀者良。治同乳香。

### 枫脂香即白胶香。宣，调气血

苦，平。活血解毒，止痛生肌。治血衄咯血，齿痛风疹，痈疽金疮。外科要药。

色白微黄，能乱乳香，功颇相近。

### 冰　片一名龙脑香。宣，通窍、散火

辛温香窜，善走能散。先入肺，传于心脾而透骨，通诸窍，散郁火。治惊痫痰迷，东垣曰：风病在骨髓者宜之。若在血脉肌肉，反能引风入骨，如油入面。目赤肤翳，乳调，日点数次。王节斋曰：冰片大辛热，用之点眼，取其拔出火邪。盖火郁发之，从治法也。世人误以为寒，而常用之，遂致积热害目，故云眼不点不瞎者，此也。耳聋鼻瘜，鼻中瘜肉，点之自入，皆通窍之功。喉痹舌出，散火。骨痛齿痛，治骨。痘陷、猪心血作引，酒或紫草汤服，引入心经能发之。产难，三虫五痔。王纶曰：世人误以为寒，不知辛散

性甚，似乎凉耳。诸香皆属阳，岂有香之至者而反寒乎？昂幼时曾问家叔建侯公曰：姜性何如？叔曰：体热而用凉。盖味辛者多热，然辛热必借辛以散之，风热散则凉矣。此即本草所云冰片性寒之义，向未有发明之者，附记于此。

出南番，云是老杉脂。以白如冰、作梅花片者良。以杉木炭养之则不耗。今人多以樟脑升打乱之。

### 樟　脑宣，通窍、除湿

辛热香窜，能于水中发火。置水中，焰益炽。通关利滞，除湿杀虫。置鞋中去脚气。《集要》云：和乌头为末，醋丸弹子大，置足心，微火烘之，汗出为效。熏衣箧，辟蛀虫。

以樟木切片，浸水煎成。升打得法，能乱冰片。

### 苏合香宣，通窍、辟恶

甘温走窜。通窍开郁，辟一切不正之气，杀精鬼。

出诸番。合众香之汁煎成。以箸挑起，悬丝不断者真。

### 血　竭补，和血、敛疮

甘、咸。色赤入血分。补心包、肝血不足，专除血痛，散瘀生新，为和血之圣药。治内伤血聚，金疮折跌，疮口不合，止痛生肌。性急，不可多使。引脓。血竭单入血分，乳香、没药兼入气分，皆木脂也。

出南番。色赤，以染透指甲者为真。假者是海母血，味大咸，有腥气。单碾用。同众药捣，则作尘飞。

## 阿　魏泻，消积、杀虫

辛，平。一云温。入脾胃。消肉积，杀细虫，去臭气。谚云：黄芩无假，阿魏无真。刘纯云：阿魏无真却有真，臭而止臭是为珍。解蕈菜、自死牛马肉毒。治心腹冷痛、疟痢，疟痢多由积滞而起。传尸疳劳疰虫。

出西番。木脂熬成，极臭。试取少许，安铜器一宿，沾处白如银、汞者真。人多以胡蒜白赝之。用钵研细，热酒器上熜过入药。

## 芦　荟泻热、杀虫

大苦，大寒。功专清热杀虫，凉肝明目，镇心除烦。治小儿惊痫五疳，敷齿䘌湿癣，甘草末和敷。吹鼻杀脑疳，除鼻痒。小儿脾胃虚寒作泻者勿服。

出波斯国。木脂也，如黑饧味苦、色绿者真。

## 胡桐泪泻热、杀虫

苦能杀虫，咸能入胃软坚，大寒能除热。治咽喉热痛，磨扫取涎。齿䘌风疳，瘰疬结核。苏颂曰：古方稀用，今口齿家多用为要药。

出凉、肃。乃胡桐脂入土，得斥卤之气结成，如小石片。木泪状如膏油[①]。

---

① 乃胡桐脂……如膏油：此句文简义晦。古代胡桐泪（杨柳科植物胡杨的树脂）分石泪、木泪两类。石泪即胡杨树脂流入盐碱地（即“斥卤”）凝成，状如小石片；木泪即树上流出如膏油状的树脂。

## 芜　荑宣，散风湿；泻，消积、杀虫

辛散满，苦杀虫，温燥湿、化食。诸虫皆因湿而生，气食皆因寒而滞。祛五脏、皮肤、肢节风湿，心腹积冷，癥痛鳖瘕，《直指方》云：嗜酒人，血入于酒为酒鳖；多气人，血入于气为气鳖；虚劳人，败血杂痰为血鳖。如虫之行，上侵人咽，下蚀人肛，或附胁背，或隐胸腹。惟用芜荑炒，兼暖胃理气益血之药，乃可杀之。痔瘘疮癣，小儿惊疳冷痢，得诃子、豆蔻良。胃中有虫，食即作痛。和面炒黄为末，米饮下。

形类榆荚。陈久气羶者良。

## 没石子涩精，外用染须

苦，温，入肾。涩精固气，收阴汗，乌髭发。

出大食诸番。颗小纹细者佳。炒研用，虫食成孔者拣去。忌铜铁器。

## 卫　矛一名鬼箭羽。泻，破血

苦，寒。时珍：酸涩。破陈血，通经落胎，杀虫祛祟。

干有三羽，叶似野茶。酥炙用。

## 漆泻，破血、消积、杀虫

辛，温，有毒。功专行血杀虫，削年深坚结之积滞，丹溪曰：漆性急而飞补，用之中节，积滞去后，补性内行，人不知也。破日久凝结之瘀血，能化瘀血为水。续筋骨绝伤，损伤必有瘀血停滞。治传尸劳瘵，瘕疝蛔虫。

炒令烟尽入药，或烧存性用。半夏为使，畏川椒、紫苏、鸡子、蟹。漆得蟹而成水。

## 巴　豆大燥、大泻



辛，热，有大毒。生猛而熟少缓。可升可降，能止能行，开窍宣滞，去脏腑沉寒，为斩关夺门之将。破痰癖血瘕，气痞食积，生冷硬物所伤，大腹水肿，泻痢惊痫，口㖞耳聋，牙痛喉痹。缠喉急痹，缓治则死。用解毒丸：雄黄一两，郁金一钱，巴豆十四粒，去皮油为丸，每服五分，津咽下。雄黄破结气，郁金散恶血，巴豆下稠涎，然系厉剂，不可轻用。或用纸捻蘸巴豆油，燃火刺喉；或捣巴豆、绵裹，随左右纳鼻中，吐出恶涎紫血即宽。鼻虽少生疮，无碍。其毒性又能解毒、杀虫，疗疮疡蛇蝎诸毒。峻用大可劫病，微用亦可和中。通经烂胎。巴豆禀火烈之气，烂人肌肉。试以少许擦皮肤，即发一泡，况肠胃耶？不可轻用。王好古曰：去心、皮膜、油，生用，为急治水谷道路之剂；炒去烟令紫黑用，为缓治消坚磨积之剂。可以通肠，可以止泻，世所不知也。时珍曰：一妇年六十余，溏泻五载，犯生冷油腻肉食即作痛，服升、涩药，泻反甚，脉沉而滑。此乃脾胃久伤，积冷凝滞，法当以热下之。用蜡匮巴豆丸五十粒，服二日，不利而愈。自是每用治泻痢，愈者近百人。

一名刚子。雷敩曰：紧小色黄者为巴，三棱色黑者为豆，小而两头尖者为刚子。刚子杀人。时珍曰：此说殊乖。盖紧小者为雌，有棱及两头尖者是雄，雄者更峻耳。用之得宜，皆有功力。不去膜则伤胃，不去心则作呕。【藏器法：连白膜服。】或用壳、用仁、用油，生用、炒用，醋煮烧存性用。研去油，名巴豆霜。芫花为使，畏大黄、黄连、凉水。中其毒者，以此解之。或黑豆、绿豆汁亦佳。得火良。

油：作纸捻燃火，吹息，或熏鼻，或刺喉，能出恶涎恶血。治中风中恶，痰厥气厥，喉痹不通，一切急病。大黄、巴豆，同为峻下之剂。但大黄性寒，腑病多热者宜之；巴豆性热，脏病多寒者宜之。故仲景治伤寒传里多热者，多用大黄；东垣治五积属脏者，多用巴豆。与大黄同服，反不泻人。

## 大风子燥痰，外用治疮

辛，热，有毒。取油治疮癣疥癞，有杀虫劫毒之功。丹溪曰：粗工治大风病，佐以大风油，殊不知此物性热，有燥痰之功而伤血，至有病将愈而先失明者。

出南番。子中有仁，白色，久则油黄不可用。入丸药，压去油。

## 荆　沥宣，通经络、滑痰、泻热

甘，平。除风热，化痰涎，开经络，行血气。治中风失音，惊痫痰迷，眩运烦闷，消渴热痢，为去风化痰妙药。气虚食少者忌之。《延年秘录》云：热多用竹沥，寒多用荆沥。丹溪云：虚痰用竹沥，实痰用荆沥，并宜姜汁助送，则不凝滞。

牡荆俗名黄荆。截取尺余，架砖上，中间火炙，两头承取汁用。

## 竹　沥泻火、滑痰、润燥

甘寒而滑。消风降火，润燥行痰，养血益阴，竹之有沥，犹人之有血也。故能补阴清火。利窍明目。治中风口噤，痰迷大热，风痉癫狂，烦闷、《产乳方》，妊娠苦烦名子烦，竹沥不限多少，细服。《梅师》加茯苓煎。消渴，血虚自汗。然寒胃滑肠，有寒湿者勿服。《经疏》云：中风要药。凡中风未有不因阴虚火旺、痰热壅结所致。如果外来风邪，安得复用此寒滑之药治之哉！丹溪曰：痰在经络四肢、皮里膜外者，非此不能达行。又曰：味甘性缓，能除阴虚之有大热者。寒而能补，胎后不碍虚，胎前不损子。世人因《本草》大寒二字，弃而不用。然人食笋至老，未有因寒而病者。沥，即笋之液也，又假火而成，何寒如此之甚耶？《治法》云：竹沥和米煮粥，能治反胃。

竹类甚多：淡竹肉薄，节间有粉，多汁而甘，最良；篁竹坚而节促，皮白如霜；苦竹本粗叶大，笋味苦。入药惟此三种，功用略同。竹茹即刮取青皮。竹沥如取荆沥法。姜汁为使。姜能除痰，且济其寒。

笋尖发痘疮。《本草》未载。昂按：笋、蕨多食，皆能燥血，故笋有刮肠篦之名。惟同肉煮食，则无害也。

## 竹　茹泻上焦烦热、凉血

甘而微寒。开胃土之郁，清肺金之燥，凉血除热。治上焦烦热，皮入肺，主上焦。○温胆汤用之。温气寒热，膈噎呕哕，胃热。吐血衄血，清肺凉胃。齿血不止，浸醋含之。肺痿惊痫，散肝火。崩中胎动。凉胎气。

## 淡竹叶泻上焦烦热

辛淡甘寒。凉心缓脾，消痰止渴。除上焦风邪烦热，叶生竹上，故治上焦。仲景治伤寒发热大渴，有竹叶石膏汤，乃假其辛寒，以散阳明之邪热也。咳逆喘促，呕哕吐血，中风失音，小儿惊痫。

竹生一年以上者，嫩而有力。

## 天竹黄泻热、豁痰、凉心

甘而微寒。凉心经，去风热，利窍豁痰，镇肝明目。功同竹沥，而性和缓，无寒滑之患。治大人中风不语，小儿客忤惊痫为尤宜。

出南海，大竹之津气结成。即竹内黄粉，片片如竹节者真。

## 雷　丸泻，消积、杀虫

苦，寒，有小毒。入胃、大肠经。功专消积杀虫。杨勔得异疾，每发语，腹中有小声应之，久渐声大。有道士曰：此应声虫也。但读本草，取不应者治之。读至雷丸，不应，服之而愈。

竹之余气，得霹雳而生，故名。大小如栗，竹刀刮去黑皮，甘草水浸一宿，酒拌蒸，或炮用。厚朴、芫花为使，恶葛根。

## 赤柽柳叶

一名西河柳。能使疹毒外出。末服四钱，治痧疹不出，喘嗽闷乱。沙糖调服，治疹后痢。

# 果　部

## 大　枣补脾胃、润心肺、和百药

甘，温。脾经血分药。补中益气，滋脾土，润心肺，调营卫，缓阴血，生津液，悦颜色，通九窍，助十二经，和百药。伤寒及补剂加用之，以发脾胃升腾之气。多食损齿，齿属肾，土克水。中满症忌之。甘令人满。大建中汤心下痞者，减饧、枣，与甘草同例。成无己曰：仲景治奔豚用大枣者，滋脾土以平肾气也。治水饮胁痛，有十枣汤，益脾土以胜妄水也。

北产肥润者良。昂按：今华南枣，更胜于北。徽宁所产，亦有佳者。杀乌、附毒，忌葱、鱼同食。

## 桃　仁泻，破血、润燥

苦重于甘。思邈：辛，孟诜：温。【孙思邈，著《千金方》。孟诜，著《食疗本草》。】厥阴心包、肝血分药。苦以泄血滞，甘以缓肝气而生新血。成无己曰：肝者血之源，血聚则肝气燥。肝苦急，宜急食甘以缓之。通大肠血秘。治热入血室冲脉，血燥血痞，损伤积血，血痢经闭，咳逆上气，血和则气降。皮肤血热，燥痒蓄血，发热如狂。仲景治膀胱蓄血，有桃仁承气汤，即调胃承气汤加桃仁、桂枝。又抵当汤，用桃仁、大黄、虻虫、水蛭。水蛭，即马蟥蛭，食血之虫，能通肝经聚血，性最难死，虽炙为末，得水即活。若入腹中，生子为患，田泥和水饮下之。虻虫即蚊虫[1]。因其食血，故用以治血。血不足者禁用。

行血连皮、尖生用，润燥去皮、尖炒用，俱研碎，或烧存性用。双仁者有毒，不可食。香附为使。

**桃花**：苦，平。下宿水，除痰饮，消积聚，利二便，疗风狂。范纯佑女，丧夫发狂，夜断窗棂，登桃树食花几尽，自是遂愈。以能泻痰饮滞血也。

**桃叶**：能发汗。凡伤寒风痹，发汗不出，以火煅地，用水洒之，干桃叶厚二三寸席卧，温覆取大汗，敷粉极燥，即瘥。麦麸、蚕沙，皆可如此法用。○桃为五木之精，其枝叶花仁，并能辟邪。《食医心镜》桃仁煮粥，治鬼疰咳嗽。生桃食多生痈疖。

## 杏　仁泻肺、解肌、润燥、下气

辛苦甘温而利。泻肺解肌，能发汗。除风散寒，降气行痰，润燥消积，索面、豆粉，近之则烂。通大肠气秘。治时行头痛，上焦风燥，咳逆上气，杏仁炒研，蜜和为膏，含咽。烦热喘促。有小毒，能杀虫治疮，制狗毒、可毒狗，消狗肉积。锡毒。肺虚而咳者禁用。东垣曰：杏仁下喘治气，桃仁疗狂治血，俱治大便秘，当分气血。昼便难属阳气，夜便难属阴血。虚人便闭，不可过泄。脉浮属气，用杏仁、陈皮；脉沉属血，用桃仁、陈皮。肺与大肠相表里，贲门上主往来，魄门下主收闭，为气之通道，故并用陈皮佐之。【贲门，胃之上口。魄门，即肛门。】杏仁、紫菀，并能解肺郁，利小便。

---

① 虻虫即蚊虫：虻虫又名牛虻、牛苍蝇、牛蚊子，非一般叮人之蚊子。

去皮、尖炒研，发散连皮、尖研。双仁者杀人。得火良，恶黄耆、黄芩、葛根。

## 乌　梅涩肠、敛肺

酸涩而温。脾肺血分之果，敛肺、肺欲收，急食酸以收之。涩肠，涌痰消肿，清热解毒，生津止渴，醒酒杀虫。治久咳泻痢，梁庄肃公血痢，陈应之用乌梅、胡黄连、灶下土，等分为末，茶调服而愈。曾鲁公血痢百余日，国医不能疗，应之用盐梅肉研烂，合腊茶入醋服，一啜而安，瘴疟，诸症初起者，皆忌用。霍乱，吐逆反胃，劳热骨蒸，皆取其酸收。安蛔厥，蛔虫上攻而眩仆。虫得酸则伏，仲景有蛔厥乌梅丸。去黑痣，蚀恶肉。痈疮后生恶肉，烧梅存性，研末敷之。多食损齿伤筋。《经》曰：酸走筋，筋病无多食酸。

白梅功用略同。治痰厥僵仆，牙关紧闭，取肉揩擦牙龈，涎出即开。盖酸先入筋，齿软则易开。若用铁器搅开，恐伤其齿。惊痫喉痹，敷乳痈肿毒，刺入肉中。嚼烂罨之即出。疮中努肉，捣饼贴之即收。

青梅熏黑为乌梅，稻灰汁淋蒸则不蠹。孟诜曰：乌梅十颗，汤煮去核，纳肛中，通大便。盐渍为白梅。时珍曰：梅，花于冬而实于夏，得木之全气，故最酸。胆为甲木，肝为乙木。人舌下有四窍，两通胆液，故食酸则津生。食梅齿𪘨者，嚼胡桃即解。衣生黴（霉）点者【黴，音梅】。梅叶煎汤洗之。捣洗葛衣亦佳。

## 栗补肾

咸，温。厚肠胃，补肾气。寇宗奭曰：小儿不可多食，生则难化，熟则滞气。能解羊膻。

## 陈　　皮能燥能宣、有补有泻、可升可降

辛能散，苦能燥能泻，温能补能和。同补药则补，泻药则泻，升药则升，降药则降。为脾肺气分之药。脾为气母，肺为气籥。凡补药涩药，必佐陈皮以利气。调中快膈，导滞消痰，大法治痰，以健脾顺气为主。洁古曰：陈皮、枳壳，利其气而痰自下。利水破癥，宣通五脏，统治百病，皆取其理气燥湿之功。人身以气为主，气顺湿除，则百病散。《金匮》云：能解鱼毒食毒。多服久服，损人元气。入补养药则留白，入下气消痰药则去白。《圣济》云：不去白，反生痰。

去白名橘红，兼能除寒发表。皮能发散皮肤。核治疝痛，叶散乳痈。皆能入厥阴，行肝气，消肿散毒。腰肾冷痛，橘核炒，酒服良。《十剂》曰：宣可去壅，生姜、橘皮之属是也。《泊宅篇》曰：莫强中食已辄胸满不下，百治不效。偶家人合橘皮汤，尝之似有味，连日饮之。一日坐厅事，觉胸中有物坠下，目瞪汗濡，大惊扶归，腹疼痛，下数块如铁弹，臭不可闻，自此胸次廓然。盖脾之冷积也。半年服药不知，功乃在橘皮。方用橘红一斤，甘草、盐各四两，煮干点服，名二贤散。蒸饼丸，名润下丸。治痰特有验。世医惟知半夏、南星、枳壳、茯苓之属，何足语此哉！丹溪曰：治痰，利药过多则脾虚，痰易生而反多。又曰：胃气亦赖痰以养，不可攻尽，攻尽则虚而愈剧。

广中陈久者良，故名陈皮。陈则烈气消，无燥散之患。半夏亦然，故同名二陈汤。治痰咳，童便浸晒；治痰积，姜汁炒；治下焦，盐水炒。核去皮炒用。

## 青　皮 泻肝、破气、散积

辛苦而温，色青气烈。入肝胆气分。疏肝泻肺，柴胡疏上焦肝气，青皮平下焦肝气。凡泻气药，皆云泻肺。破滞削坚，除痰消痞。治肝气郁积，胁痛多怒，久疟结癖，入肝散邪，入脾除痰，疟家必用之品，故清脾饮以之为君。疝痛乳肿。丹溪曰：乳房属阳明，乳头属厥阴。乳母或因忿怒郁闷，厚味酿积，致厥阴之气不行，故窍不得出；阳明之血腾沸，故热甚而化脓。亦因其子有滞痰膈热，含乳而睡，嘘气致生结核者。初起便须忍痛揉软，吮令汁透，自可消散。治法以青皮疏肝滞，石膏清胃热，甘草节行浊血，瓜蒌消肿导毒，或加没药、橘叶、金银花、蒲公英、皂角刺、当归，佐以少酒。若于肿处灸三五壮尤捷。久则凹陷，名乳癌，不可治矣。最能发汗，皮能达皮，辛善发散。有汗及气虚人禁用。陈皮升浮，入脾肺治高；青皮沉降，入肝胆治低。炒之以醋，所谓肝欲散，急食辛以散之，以酸泄之，以苦降之也。

橘之青而未黄者。醋炒用。古方无用者，宋以后始与陈皮分用。

## 柿　干 润肺、涩肠、宁嗽

甘，平，性涩。生柿性寒。脾肺血分之果。健脾涩肠，润肺宁嗽而消宿血。治肺痿热咳，咯血反胃，有人三世病反胃，得一方，柿干同干饭日日食，不饮水，遂愈。肠风痔漏。肺与大肠相表里，脏清则腑热亦除。《泊宅编》：柿干烧灰饮，服二钱，治下血。柿霜乃其精液，生津化痰，清上焦心肺之热为尤佳。治咽喉口舌疮痛。忌蟹。

柿蒂止呃逆。古方单用，取其苦温降气。《济生》加丁香、生姜，取其开郁散痰，亦从治之法。《产宝》云：产后呃逆烦乱，柿饼一个，煮汁热饮。

## 木　瓜补，和脾、舒筋；涩，敛肺

酸涩而温。入脾肺血分。敛肺和胃，理脾伐肝，化食、酸能敛，敛则化，与山查同。止渴，酸能生津。气脱能收，气滞能和，调营卫，利筋骨，去湿热，消水胀。治霍乱转筋，夏月暑湿，邪伤脾胃。阳不升，阴不降，则挥霍撩乱，上吐下泻，甚则肝木乘脾，而筋为之转也。《食疗》云：煮汁饮良。时珍曰：肝虽主筋，而转筋则因风寒湿热，袭伤脾胃所致。转筋必起于足腓【腓，音肥，足肚也】，腓及宗筋，皆属阳明。木瓜治转筋，取其理筋以伐肝也。土病则金衰而木盛，故用酸温以收脾肺之耗散，而借其走筋以平肝邪，乃土中泻木以助金也。陶弘景曰：凡转筋呼木瓜名，写木瓜字，皆愈。泻痢脚气，脾主四肢，或寒湿伤于足络，或胃受湿热之物，上输于脾，下流至足，则成脚气。恶寒发热，状类伤寒，第胫肿掣痛为异耳。宜利湿清热，忌用补剂及淋洗。昔有患足痹者趁舟，见舟中一袋，以足倚之，比及登岸，足已善步矣。询袋中何物，乃木瓜也。腰足无力。多食损齿、骨，病癃闭。酸收太甚。郑奠一曰：木瓜乃酸涩之品，世用治水肿、腹胀，误矣。有大僚舟过金陵，爱其芬馥，购数百颗置之舟中，举舟人皆病溺不得出，医以通利药罔效。迎予视之，闻四面皆木瓜香，笑谓诸人曰：撤去此物，溺即出矣，不必用药也。于是尽投江中，顷之，溺皆如旧。

陈者良。香薷饮用之，取其和脾去湿，补肺生金。忌铁。

## 山　查（山楂）古字作樝。泻，破气、消积、散瘀、化痰

酸、甘、咸，温。健脾行气，散瘀化痰，消食磨积。消油腻腥羶之积，与麦芽消谷积者不同。凡煮老鸡硬肉，投数枚则易烂，其消肉积可知。发小儿痘疹，止儿枕作痛。恶露积于太阴，少腹作痛，名儿枕痛。砂糖调服。多食令人嘈烦易饥，反伐脾胃生发之气。破泄太过，中气受伤。凡服人参不相宜者，服山查即解。一补气，一破气也。

有大小二种，小者入药，一名棠毬子。去皮、核用。一云核亦有力，化食磨积。

## 梨润肠、泻火清热

甘、微酸，寒。润肺凉心，消痰降火，止渴解酒，利大小肠。治伤寒发热，热嗽痰喘，中风失音。捣汁频服。《圣惠方》梨汁煮粥，治小儿心脏风热昏躁。切片贴汤火伤。多食冷利，脾虚泄泻及乳妇血虚人忌之。生者清六腑之热，熟者滋五脏之阴。实火宜生，虚火宜熟。《泊宅编》：有仕宦病消渴，医谓不过三十日死，亟弃官归。途遇一医，令致北梨二担，食尽则瘥。宦如其言，食及五六十枚而病愈。杨吉老介医术甚著，一士有疾，厌厌不聊，往谒之。杨曰：汝症热已极，气血全消，三年当以疽死，不可为也。士不乐而退。闻茅山一道士，医术通神，但不肯以技自名。乃衣僮仆之服，诣山拜之，愿执役席下。道士喜留，只事左右。历两月久，觉其与常隶别，扣所从来，再拜谢过，始以实告。道士笑曰：世间那有医不得的病？试诊脉，又笑曰：吾亦无药与汝，便可下山买好梨，日食一颗。梨尽，取干者泡汤，和滓食之，疾自当

平。士人如戒。经一岁，复见吉老，颜貌腴泽，脉息和平。惊曰：君必遇异人！士人以告。杨衣冠焚香，望茅山设拜。盖自咎其学之未至也。

捣汁用，熬膏亦良。加姜汁、蜂蜜佳，清痰止嗽。与莱菔相间收藏则不烂，或削梨蒂扦莱菔上。

## 枇杷叶泻肺、降火

苦，平。清肺和胃而降气，气下则火降痰消。气有余便是火，火则生痰。治热咳，呕逆，口渴。时珍曰：火降痰顺，则逆者不逆，呕者不呕，咳者不咳，渴者不渴矣。一妇肺热久嗽，身如火炙，肌瘦将成劳。以枇杷叶、款冬花、紫菀、杏仁、桑皮、木通等分，大黄减半，蜜丸樱桃大，食后、夜卧各含化一丸，未终剂而愈。

叶湿重一两、干重三钱者为气足。拭净毛。毛射肺，令人咳。治胃病，姜汁炙；治肺病，蜜炙。

## 橄　榄宣，清肺

甘涩而温。肺胃之果，清咽生津，除烦醒酒，解河豚毒，投入煮佳。及鱼骨鲠。如无橄榄，以核磨水服。橄榄木作舟楫，鱼拨着即浮出。物之相畏有如此者。

核烧灰，傅蛀疳良。

## 白　果一名银杏。涩，敛肺、去痰

甘、苦而温。性涩而收。熟食温肺益气，色白属金，故入肺。定痰哮，敛喘嗽，缩小便，止带浊。生食降痰解酒，消毒杀虫。花夜开，人不得见。性阴，有小毒，故能消毒杀虫。多食则收令太过，令人壅气胪胀，小儿发惊动疳。食千枚者死。

浆：泽手面，浣油腻。时珍曰：去痰浊之功，可以类推。



### 石榴皮涩肠、外用染须

酸涩而温。能涩肠，止泻痢下血，煅末服。崩带脱肛。泻痢至于脱肛者，以石榴皮、陈壁土加明矾少许，浓煎熏洗。再用五倍子炒研，敷托而止之。浸水，汁黑如墨。乌须方绿云油中用之。

勿犯铁器。《客座新闻》云：一人患腹胀，夏成诊之曰：饮食如常，非水肿蛊胀，乃湿热生虫之象也。以石榴、椿树东引根皮、槟榔各五钱，空心服，腹大痛，泻虫长丈余，遂愈。

### 枳椇子一名木蜜。润，解酒

甘平。止渴除烦，润五脏，解酒毒。葛根解酒毒而发散不如枳椇。屋外有枳椇树，屋内酿酒多不佳。赵以德治酒毒房劳病热者，加葛根于补气血药中，一贴微汗，反懈怠，热如故，知气血虚，不禁葛根之散也，必得枳椇方可。偶得干者加入即愈。《东坡集》云：揭颖臣病消渴，日饮水数斗，饭亦倍进，小便频数，服消渴药日甚。延张肱诊之，笑曰：君几误死！取麝香当门子，以酒濡作十许丸，棘枸子煎汤吞之，遂愈。问其故，肱曰：消渴消中，皆脾弱肾败，土不制水而成。今颖臣脾脉极热，肾脉不衰，当由酒果过度，积热在脾，所以多食多饮。饮多，溲不得不多，非消非渴也。麝香坏酒果，棘枸能胜酒，故假二物以去其酒果之毒也。雷敩曰：凡使麝香，用当门子尤妙。

俗名鸡距，以实[1]拳曲如鸡距。蜀呼为棘枸。经霜黄赤，甚甘。其叶入酒，酒化为水。

### 胡　桃补命门。肉润、皮涩

味甘，气热。皮涩，皮敛肺定喘，固肾涩精。今药中罕用，昂谓若用之，当胜金樱、莲须也。肉润。皮汁青黑，属水入肾。通命门，利三焦，温肺润肠，补气养血。佐补骨脂，一木一火，大补下焦。胡桃属木，破故纸属火，有木火相生之妙。古云：黄柏无知母，破故纸无胡桃，犹水母之无虾也。时珍曰：三焦者，元气之别使；命门者，三焦之本原。命门指所居之府而言，为藏精系胞之物；三焦指分治之部而名，为出纳腐熟之司。一为体，一为用也。其体非脂非肉，白膜裹之，在脊骨第七节两肾中央，系著于脊，下通二肾，上通心肺、贯脑，为生命之原。相火之主，精气之府，人物皆有之。生人生物，皆由此出。《内经》所谓七节之旁，中有小心是也。《难经》误以右肾为命门。高阳生承谬撰《脉诀》，至朱肱、陈言、戴起宗始辟之。夫肾、命相通，藏精而恶燥。胡桃颇类其状。汁青黑，故入北方，佐破故纸润燥而调血，使精气内充，血脉通利，诸疾自除矣。【男女交媾，皆禀此命火而结胎，人之穷通寿夭，皆根于此。】三焦通利，故上而虚寒喘嗽，能温肺化痰。洪迈有痰疾，晚对，上谕以胡桃三枚，姜三片，卧时嚼服，即饮汤，复嚼桃、姜如前数，静卧必愈。迈如旨服，旦而痰消嗽止。洪辑幼子病痰喘，梦观音令服人参胡桃汤，服之而愈。明日剥去皮，喘复作，仍连皮用，信宿而瘳。盖皮能敛肺也，胡桃、葱白、姜、茶等分捣煎，能散寒发汗。下而腰脚虚

① 实：非果实，乃肥厚之果柄。

痛，能补肾。内而心腹诸痛，外而疮肿之毒，能调中和营。皆可除也。然动风痰，助肾火。连皮同烧酒细嚼三枚，能久战。有痰火积热者少服。油者有毒，故杀虫治疮。壳外青皮，压油乌髭发。



润燥养血去皮用，敛涩连皮用。

## 龙眼肉补心脾

甘，温，归脾。益脾长智，一名益智。养心葆血，心为脾母。故归脾汤用之。治思虑劳伤心脾，及肠风下血。心生血，脾统血。思虑过多，则心脾伤而血耗，致有健忘、怔忡、惊悸诸病。归脾汤能引血归脾而生补之。肠风亦由血不归脾而妄行。

## 荔枝核宣，散寒湿

甘涩而温。入肝肾。散滞气，辟寒邪。治胃脘痛，妇人血气痛。煅存性五钱，香附一两，为末，每服二钱，盐汤或米饮下，名蠲痛散。单服醋汤下亦效。其实双结，核似睾丸，睾音皋，肾子也。故治㿗疝卵肿，有述类象形之义。煅存性，酒调服，加茴香、青皮，各炒为末，酒服亦良。壳：发痘疮。

烧存性用。荔枝连壳煅研，止呃逆。生荔枝多食则醉，以壳浸水解之。此即食物不消，还以本物解之之义。

## 榧　实润肺

甘涩。润肺，《本草》未尝言润，然润剂也，故寇氏云：多食润肠。杀虫。有虫积者，宜上旬日日食之。食一斤，虫乃绝。

## 海松子润燥

甘，温。润肺温胃，散水除风。治咳嗽，松子一两，胡桃二两，炼蜜和服，治肺燥咳嗽。虚秘。同柏子仁、麻仁，溶蜡为丸，名三仁丸。

出辽东、云南。松须五鬣。

## 落花生新增。补脾、润肺

辛能润肺，香能舒脾。果中佳品。

出闽广。藤生，花落地而结实，故名。按：落花生《本草》未收，本无当于医药之用，然能益脾润肺，实佳果也。因世人谤之者多，附见于此，明其有益无害也。炒食同绿豆食，能杀人。

## 莲　子补脾、涩肠、固精

甘温而涩，脾之果也。脾者黄宫，故能交水火而媾心肾，安靖上下君、相火邪。古方治心肾不交，劳伤白浊，有莲子清心饮，补心肾有瑞莲丸。益十二经脉血气，涩精气，厚肠胃，除寒热。治脾泄久痢，白浊梦遗，女人崩带及诸血病。大便燥者勿服。

去心、皮，蒸熟，焙干用。得茯苓、山药、白术、枸杞良。黑而沉水者为石莲，清心除烦，开胃进食，专治噤口痢、淋浊诸症。石莲入水则沉，入卤则浮。煎盐人以之试卤，莲浮至顶，卤乃可煎。落田野中者，百年不坏。人得食之，发黑不老。肆中石莲，产广中树上，其味大苦，不宜入药。

莲心为末，米饮下，疗产后血渴。

## 莲蕊须涩精

甘温而涩。清心通肾，益血固精，乌须黑发，止梦泄遗精，吐崩诸血。略与莲子同功。

## 藕　节补心、散瘀

涩，平。解热毒，消瘀血，止吐衄淋痢，一切血症。和生地汁、童便服良。藕：生，甘寒，凉血散瘀，宋大官作血䘓，误落藕皮，血遂涣散不凝。一人病血淋，痛胀欲死，李时珍以发灰二钱，藕汁调服，三日而愈。《梅师方》：产后余血上冲，煮汁饮。止渴除烦，《圣惠方》：藕汁，蜜和服，治时气烦渴。解酒毒、蟹毒。捣烂，热酒调服。煮熟，甘温，益胃补心，多孔象心。止泻、能实大肠。止怒，久服令人欢。益心之效。生捣罨金疮伤折，熟捣涂坼裂冻疮。《肘后方》：卒中毒箭，煮藕汁饮，多多益善。孟诜曰：产后忌生冷，独藕不忌，为能散瘀血也。澄粉亦佳，安神益胃。

## 荷　叶轻，宣，升阳、散瘀

苦，平。其色青，其形仰，其中空，其象震，震，仰盂。感少阳甲胆之气。烧饭合药，裨助脾胃而升发阳气。洁古枳术丸，用荷叶烧饭为丸。痘疮倒靥者，用此发之。僵蚕等分为末，胡荽汤下。闻人规曰：胜于人牙、龙脑。能散瘀血，留好血。治吐衄崩淋，损伤产瘀，熬香，末服。一切血症，洗肾囊风。东垣曰：雷头风症，头面疙瘩肿痛，憎寒壮热，状如伤寒。病在三阳，不可过用寒药重剂，诛罚无过，处清震汤治之。荷叶一枚，升麻、苍术各五钱，煎服。郑奠一曰：荷叶研末，酒服三钱，治遗精极验。

## 芡　实一名鸡头子。补脾、涩精

甘、涩。固肾益精，补脾去湿。治泄泻带浊，小便不禁，梦遗滑精，同金樱膏为丸，名水陆二仙丹。腰膝痹痛。吴子野曰：人之食芡，必枚啮而细嚼之，使华液流通，转相灌溉，其功胜于乳石也。《经验后方》：煮熟研膏，合粳米煮粥食，益精气。

蒸熟捣粉用。涩精药或连壳用。李惟熙云：菱寒而芡暖，菱花背日，芡花向日。

## 甘　蔗补脾、润燥

甘，寒。和中助脾，除热润燥，止渴、治消渴。消痰，解酒毒，利二便。《外台方》：嚼咽或捣汁，治发热口干便涩。治呕哕反胃，《梅师方》：蔗汁、姜汁和服。大便燥结。蔗汁熬之，名石蜜，即白霜糖。唐大历间，有邹和尚始传造法。性味甘温，补脾缓肝，润肺和中，消痰治嗽，多食助热，损齿生虫。紫砂糖功用略同。

## 荸　脐一名乌芋，一名地栗。补中、泻热、消食

甘，微寒，滑。益气安中，开胃消食，饭后宜食之。除胸中实热。治五种噎膈，忧膈、恚膈、气膈、热膈、寒膈。噎亦五种：气噎、食噎、劳噎、忧噎、思噎。消渴黄疸，血症蛊毒。末服，辟蛊。能毁铜。汪机曰：合铜钱食之，则

钱化。可见为消坚削积之物，故能开五膈，消宿食，治误吞铜也。

## 菱一名芰，音妓，俗名菱角。泻，解暑、止渴

甘，寒。安中消暑，止渴解酒。

有两角、三角、四角、老嫩之殊。《武陵记》以三角、四角者为芰，两角者为菱。菱花随月而转，犹葵花之随日。

## 西　瓜泻暑热

甘，寒。解暑除烦，利便醒酒，名天生白虎汤。西瓜、甜瓜，皆属生冷，多食伤脾助湿。《卫生歌》云：瓜桃生冷宜少食，免致秋来成疟痢。瓜性寒，曝之尤寒。稽含赋云：瓜曝则寒，油煎则冷。物性之异也。

# 增订本草备要

## 卷之四

休宁　汪　昂讱庵著辑
弟汪　桓殿武参订
同学郑曾庆赞寰同订
男汪　端其两
侄汪惟宠子锡
侄婿仇　澐天一同较

# 卷之四

## 谷菜部



### 粳　米粳、硬也；糯，懦也。补脾、清肺

甘，凉。得天地中和之气，和胃补中，色白入肺，除烦清热，煮汁止渴。仲景白虎汤、桃花汤、竹叶石膏汤，并用之以清热，补不足。张文潛《粥记》：粥能畅胃气，生津液。每晨空腹食之，所补不细。昂按：今人终日食粥，不知其妙，迨病中食之，觉与脏府相宜，迥非他物之所能及也。粳乃稻之总名，有早中晚三收。晚者得金气多，性凉，尤能清热。北粳凉，南粳温。白粳凉，红粳温。新米食之动气。

陈廪米冲淡，可以养胃。煮汁煎药，亦取其调肠胃，利小便，去湿热，除烦渴之功。《集成》云：陈米饭，紧作团，火煅存性，麻油、腻粉调，敷一切恶疮、百药不效者。

### 糯　米补，温脾肺

《本草》名稻米，按《诗》黍、稷、稻、粱，禾、麻、菽、麦，名八谷。此稻与禾所以有异乎？甘，温。补脾肺虚寒，坚大便，缩小便，收自汗，同龙骨、牡蛎

为粉，能扑汗。发痘疮。解毒化脓。然性粘滞，病人及小儿忌之。糯米酿酒则热，熬饧尤甚。饧即饴糖，润肺和脾，化痰止嗽。仲景建中汤用之，取其甘以补脾缓中。多食发湿热、动痰火、损齿。



## 谷　芽宣，健脾、消食

甘，温。开胃快脾，下气和中，消食化积。炒用。

## 大麦芽宣，开胃健脾；泻，行气消积

咸，温。能助胃气上行，而资健运，补脾宽肠，和中下气，消食除胀，散结祛痰，咸能软坚。化一切米面果食积，通乳下胎。《外台方》：麦芽一升，蜜一升，服，下胎神验。薛立斋治一妇人，丧子乳胀，几欲成痫，单用麦芽一二两炒，煎服立消。其破血散气如此。《良方》云：神曲亦善下胎，皆不可轻用。久服消肾气。王好古曰：麦芽、神曲，胃虚人宜服之，以代戊己，腐熟水谷。【胃为戊土，脾为己土。】李时珍曰：无积而服之，消人元气。与白术诸药，消补兼施，则无害也。

炒用。豆蔻、砂仁、乌梅、木瓜、芍药、五味为使。

## 小　麦补

味甘，微寒。养心除烦，利溲止血。时珍曰：《素问》麦属火，心之谷也。郑玄属木，许慎属金。《别录》云养肝，与郑说合；思邈云养心，与《素问》合。当以《素问》为准。按：麦，秋种夏熟，备受四时之气。南方地暖下湿，不如北产之良。仲景治妇人脏躁症，悲伤欲哭，状若神灵，用大枣汤：大枣十枚，小麦一升，甘草一两，每服一两，亦补脾气。《圣惠方》：小麦饭治烦热，少睡多渴。

**面** 甘，温。补虚养气，助五脏，厚肠胃。然能壅气作渴，助湿发热。陈者良。寒食日，纸袋盛，悬风处，名寒食面。年久不热，入药尤良。



**浮小麦**即水淘浮起者 咸，凉。止虚汗盗汗，劳热骨蒸。汗为心液，麦为心谷。浮者无肉，故能凉心。麦麸同功。

**麦麸** 醋拌蒸，能散血止痛，熨腰脚折伤，风湿痹痛，寒湿脚气，互易至汗出良。麦之凉，全在皮，故面去皮即热。凡疮疡痘疮溃烂、不能着席者，用麦麸装褥卧，性凉而软，诚妙法也。

## 稷补，和中

甘，平。益气和中，宜脾利胃。陶弘景曰：稷米人亦不识。书记多云黍与稷相似，又注黍米云：穄米与黍米相似而粒殊大，食之不宜人，发宿病。《诗》云：黍稷稻粱，禾麻菽麦，此八谷也。俗犹不能辨证，况芝英乎？按：黍、稷辨者颇多，皆无确义。时珍曰：稷、黍一类二种，粘者为黍，不粘者为稷。昂谓诗人既云八谷，何必取一类者强分二种？是仍为七谷矣。盖穄、稷同音，故世妄谓穄为稷，不知穄乃黍类，似粟而粒大疏散，乃北方下谷，南土全无，北人亦不之重，安能度越粳、糯，而高踞八谷之上也乎？陶氏所说，因是穄黍，所以疑也。若稷当属高大如芦，世之所谓芦稷者。实既香美，性复中和，干又高大，所以能为五谷之长，而先王以之名官也。【稷为五谷之长，故以为官名，又配社而祀之。】况穄黍所生不遍，而芦稷薄海蕃滋，《本草》乃指芦稷为蜀黍，其名义亦不伦矣。

此实从来之误，敢为正之，以质明者。又芦稷最能和中，煎汤温服，治霍乱吐泻如神。昂尝病腹中啾唧，经两月，有友人见招，饮以芦稷烧酒，一醉而积疴畅然，性之中和，又可见矣。



## 粟补肾

甘、咸，微寒。养肾益气。治胃热消渴，止霍乱，利小便。《千金方》粟米粉水丸，梧子大，煮七枚，内醋中，细吞之，治反胃吐食。

即粱米，有青、黄、赤、白、黑诸色。陈者良。

## 荞麦面泻，利肠、下气

甘，寒。降气，宽肠。治肠胃沉积，孟诜曰：能炼五脏垢秽。昂按：亦解酒积。泄痢带浊，敷痘疮溃烂，汤火灼伤。脾胃虚寒人勿服。

## 黑大豆补肾、解毒

甘，寒，色黑。属水似肾，肾之谷也，豆有五色，各入五脏，故能补肾、镇心肾水足，则心火宁。明目，肾水足则目明。利水下气，古方治水肿，每单用，或加他药。散热祛风，炒热酒沃，饮其汁，治产后中风危笃，及妊娠腰痛，兼能发表。《千金》云：一以去风，一以消血结。活血、《产书》云：熬令烟绝，酒淋服，下产后余血。解毒，苏颂曰：古称大豆解百药毒，试之不然。又加甘草，其验乃奇。消肿止痛，捣涂一切肿毒。煮食稀痘疮。

紧小者良。小者名马料豆，每晨盐水吞，或盐水煮食，补肾。畏五参、龙胆、猪肉，忌厚朴犯之动气，得前胡、杏仁、牡蛎、石蜜、诸胆汁良。

## 赤小豆通，行水、散血，十剂作燥

甘、酸。思邈：咸，冷。色赤，心之谷也。性下行，通小肠，利小便，心与小肠相表里。行水散血，消肿排脓，清热解毒。治泻痢脚气。昔有患脚气者，用赤小豆袋盛，朝夕践踏之，遂愈。同鲤鱼煮，食汁，能消水肿，煮粥亦佳。敷一切疮疽。鸡子白调末箍之，性极粘，干则难揭。入苎根末则不粘。宋仁宗患痄腮，道士赞宁，取赤小豆四十九粒咒之，杂他药敷之而愈。中贵任承亮亲见，后任自患恶疮，傅永投以药立愈。问之：赤小豆也。承亮始悟道士之咒伪也。后过豫章，见医治胁疽甚捷，任曰：莫非赤小豆耶？医惊拜曰：用此活三十余口，愿勿复宣。止渴解酒，通乳下胎。然渗津液，久服令人枯瘦。《十剂》曰：燥可去湿，桑白皮、赤小豆之属是也。按：二药未可言燥，盖取其行水之功。然以木通、防己为通剂，通、燥二义似重，故本集改热药为燥剂，而以行水为通剂。

## 绿　豆泻热、解毒

甘，寒。行十二经，清热解毒，一切草木、金石、砒霜毒皆治之。利小便，止消渴，治泻痢。

连皮用。其凉在皮。粉：扑痘疮溃烂良。一市民诵观音经甚诚，出行折一足，哀叫菩萨，梦僧授一方：绿豆粉新铫炒紫色，井水调，厚敷纸贴，杉木扎定，其效如神。

## 白扁豆补脾、除湿、消暑

甘，温，腥香。色白微黄，脾之谷也。调脾暖胃，通利三焦，降浊升清，消暑除湿，能消脾胃之暑。止渴止泻，专治中宫之病。土强湿去，正气自旺。解酒毒、河豚毒。《备急方》：新汲水调末服，能解砒毒。多食壅气。

**子** 粗圆、色白者入药，连皮炒研用。亦有浸去皮及生用者。

### 淡豆豉宣，解表、除烦

苦泄肺，寒胜热。陈藏器曰：豆性生平，炒熟热，煮食寒，作豉冷。发汗解肌，调中下气。治伤寒头痛，烦躁满闷，懊侬不眠，发斑呕逆，凡伤寒呕逆烦闷，宜引吐，不宜用下药以逆之。淡豉合栀子，名栀子豉汤，能吐虚烦。血痢温疟。时珍曰：黑豆性平，作豉则温，既经蒸罯【罯，遏合切，音菴，入声】，故能升能散。得葱则发汗，得盐则能吐，得酒能治风，得薤则治痢，得蒜则止血，炒熟又能止汗。孟诜治盗汗，炒香渍酒服，《肘后》合葱白煎，名葱豉汤，用代麻黄汤，通治伤寒，发表，亦治酒病。

造淡豉法：用黑大豆水浸一宿，淘净蒸熟，摊匀，蒿覆，候上黄衣，取晒，簸净，水拌，干湿得所，安瓮中，筑实。桑叶厚盖，泥封。晒七日取出，曝一时，又水拌入瓮。如此七次，再蒸，去火气，瓮收用。

### 刀　豆宣，下气

甘，平。温中止呃，煅存性服。胜于柿蒂。

### 胡　麻补肝肾、润五脏，清肠

即脂麻，一名巨胜子。种出大宛，故曰胡麻。甘，平。补肺气，益肝肾，润五脏，填精髓，坚筋骨，明耳目，耐饥渴，可以辟谷，但滑肠，与白术并用为胜。乌髭发，利大小肠，逐风湿气，刘河间曰：麻，木谷而治风。又云：治风先治血，血活则风散。胡麻入肝益血，故风药中不可阙也。郑奠一用鳖虱胡麻，佐苦参、蒺藜，治大疯疥癞，屡有愈者。凉血解毒。生嚼敷小儿头疮。

**麻油** 滑胎疗疮，熬膏多用之。凉血解毒，止痛生肌。

皮肉俱黑者良。入肾。栗色者名鳖虱胡麻[①]，更佳。九蒸九晒，可以服食。陶弘景曰：八谷之中，惟此为良。昂按：若云自大宛来，则非八谷之麻明矣。又按：《月令》仲秋之月，天子以犬尝麻，则其为八谷之麻又可见矣。大宛之说，何以称焉？岂白者产中原，黑者产大宛乎？

## 大麻仁

即作布之麻，俗作火麻。润燥滑肠

甘，平，滑利。脾胃大肠之药，缓脾润燥。治阳明病，胃热、汗多而便难。三者皆燥也。汗出愈多，则津枯而大便愈燥。仲景治脾约有麻仁丸。成无己曰：脾欲缓，急食甘以缓之。麻仁之甘，以缓脾润燥。张子和曰：诸燥皆三阳病。破积血，利小便，通乳催生。又木谷也，亦能治风。

极难去壳，帛裹置沸汤，待冷，悬井中一夜，晒干，就新瓦上挼去壳，捣用。畏茯苓、白微、牡蛎。

---

① 鳖虱胡麻：即亚麻子，与胡麻（今芝麻）为不同科植物。其形扁平、卵圆形，似虱，故称鳖虱（或壁虱）胡麻。芝麻养血力胜，亚麻祛风力强，均可润燥通便。

## 薏苡仁补脾胃，通，行水

甘淡、微寒而属土，阳明胃药也。甘益胃，土胜水，淡渗湿。泻水所以益土，故健脾。治水肿湿痹，脚气疝气，泄痢热淋。益土所以生金，故补肺清热，色白入肺，微寒清热。治肺痿肺痈，咳吐脓血。以猪肺蘸苡仁末服。扶土所以抑木，故治风热筋急拘挛。厥阴风木主筋。然治筋骨之病，以阳明为本。阳明主润宗筋，宗筋主束骨而利机关者也。阳明虚则宗筋纵弛，故《经》曰：治痿独取阳明。又曰：肺热叶焦，发为痿躄。盖肺者相傅之官，治节出焉。阳明湿热上蒸于肺，则肺热叶焦，气无所主而失其治节，故痿躄。薏苡理脾，而兼清热补肺。筋寒则急，热则缩，湿则纵。然寒湿久留，亦变为热。又有热气熏蒸，水液不行，久而成湿者。薏苡去湿要药，因寒因热，皆可用也。《衍义》云因寒筋急者不可用，恐不然。但其力和缓，用之须倍于他药。杀蛔堕胎。

炒熟，微研。

## 御米壳即罂粟壳。涩肠、敛肺、固肾

酸涩，微寒。敛肺涩肠而固肾。治久嗽泻痢，遗精脱肛，心腹筋骨诸痛，东垣曰：收涩固气，能入肾，故治骨病尤宜。嗽痢初起者忌用。丹溪曰：此是收后药，要先除病根。

一名丽春花，红黄紫白，艳丽可爱。凡使壳，洗去蒂及筋膜，取薄皮，醋炒或蜜炒用。性紧涩，不制多令人吐逆。得醋、乌梅、陈皮良。罂中有米极细，甘寒润燥，煮粥食，治反胃。加参尤佳。

## 神　曲宣，行气、化痰、消食

辛散气，甘调中，温开胃。化水谷，消积滞。《医馀》云：有伤粽子成积，用曲末少加木香，盐汤下，数日口中闻酒香，积遂散。治痰逆癥结，泻痢胀满。回乳、炒研，酒服二钱，日二。下胎，产后血晕，末服亦良。亦治目病。《启微集》云：生用能发其生气，熟用能敛其暴气。

造曲法：以五月五日，六月六日，用白面百斤，赤豆末、杏仁泥、青蒿、苍耳、红蓼汁各三升，以配青龙、白虎、朱雀、玄武、螣蛇、勾陈六神，通和作饼，罯生黄衣，晒收。陈者良。炒用。

## 红　曲宣，破血；燥，消食

甘，温，色赤。入营而破血，燥胃消食，活血和伤。治赤白下痢，跌打损伤，产后恶露不尽。李时珍曰：人之水谷入胃，中焦湿热熏蒸，游溢精气，化为营血，此造化自然之妙也。红曲以白米饭杂曲面母，湿热蒸罯，即变为真红，此人窥造化之巧者也。故治脾胃营血，得同气相求之理。

红入米心，陈久者良。昂按：红曲温燥，能腐生物使熟。故鱼肉鲊用之，不特取其色也。

## 醋一名苦酒。涩、敛气血、消痈肿

酸，温。散瘀解毒，下气消食，食敛缩则消矣。开胃气，令人嗜食，《本草》未载。散水气。治心腹血气痛，磨木香服。产后血晕，以火淬醋，使闻其气。癥结痰癖，疸黄痈肿，外科敷药多用之，取其敛壅热、散瘀解毒。昂按：贝母性散而敛疮口，盖能散所以能敛；醋性酸收而散痈肿，盖消则内散，溃则外散，收处即是散处，两者一义也。口舌生疮，含漱。损伤积血，面和涂能散之。杀鱼、肉、菜、蕈、诸虫毒。多食伤筋。收缩太过。酒、醋无所不入，故制药多用之。

米造、陈久者良。寇宗奭曰：食酸则齿软者，齿属肾，酸属肝，木气强、水气弱故也。

### 酒宣，行药势

辛者能散，苦者能降，甘者居中而缓，厚者热而毒，淡者利小便。用为向导，可以通行一身之表，引药至极高之分。热饮伤肺，温饮和中。少饮则和血行气，壮神御寒，遣兴消愁，辟邪逐秽，暖水脏，行药势。过饮则伤神耗血，亦能乱血，故饮之身面俱赤。损胃烁精，动火生痰，发怒助欲，酒是色媒人。致生湿热诸病。过饮则相火昌炎，肺金受烁，致生痰嗽。脾因火而困怠，胃因火而呕吐，心因火而昏狂，肝因火而善怒，胆因火而忘惧，肾因火而精枯，以致吐血、消渴、劳伤、蛊膈、痈疽、失明，为害无穷。汪颖曰：人知戒早饮，而不知夜饮更甚。醉饱就床，热壅三焦，伤心损目。夜气收敛，酒以发之，乱其清明，劳其脾胃，停湿动火，因而致病者多矣。朱子曰：以醉为节可也。

醇而无灰，陈久者良。畏枳椇、葛花、赤豆花、绿豆粉、咸卤。得咸则解，水制火也。

### 韭补阳、散瘀

辛，温，微酸。肝之菜也，入血分而行气。归心益胃，助肾补阳，一名土钟乳，言温补也。除胃热，充肺气，散瘀血，逐停痰。治吐衄损伤，一切血病。捣汁，童便和服。噎膈反胃。能消瘀血停痰在胃口，致反胃及胃脘痛。丹溪曰：有食热物及郁怒，致死血留胃口作痛者，宜加韭汁、桔梗入药，开提气血；有肾气上攻，致心痛者，宜韭汁和五苓散为丸，空心茴香汤下。治反胃宜用牛乳加韭汁、姜汁，细细温服。盖韭汁散瘀，姜汁下气消痰和胃，牛乳解热润燥补虚也。《单方总录》曰：食不得入，是有火也；食久反出，是无火也。治法虽有寒热虚实之别，要以安其胃气为本，使阴阳升降平均，呕逆自顺而愈矣。解药毒、食毒，狂犬、蛇、虫毒。多食昏神，

忌蜜、牛肉。昂按：今人多以韭炒牛肉，其味甚佳，未见作害。〇《经》曰：毒药攻邪，五谷为养，五畜为益，五菜为充，五果为助。气味合而服之，以补精益气。五菜：韭、薤、葱、葵、藿也。五果：桃、李、枣、杏、栗也。【药医病，食养人。】

**韭子**　辛甘而温。补肝肾，助命门，暖腰膝。治筋痿遗尿【尿、溺并去声，俱音吾弔切】，泄精溺血，白带白淫。《经》曰：足厥阴病则遗尿。思想无穷，入房太甚，发为筋痿及为白淫。韭子同龙骨、桑螵蛸，能治诸病，以其入厥阴补肝、肾、命门。命门者，藏精之府也。

蒸、暴、炒、研用。烧烟熏牙虫。

## 葱 轻，发表、和里；宣，通阳、活血

生辛散，熟甘温。陶弘景曰：白冷青热，伤寒汤中不得用青。外实中空，肺之菜也。肺主皮毛，其合阳明，大肠。故发汗解肌，以通上下阳气，仲景白通汤、通脉四逆

汤，并加之，以通脉回阳。益目睛，白睛属肺。利耳鸣，通二便。时珍曰：葱管吹盐入玉茎中，治小便不通及转脬危急者，极效。治伤寒头痛，时疾热狂，阴毒腹痛。阴症厥逆，用葱白安脐上熨之。气通则血活，气为血帅。故治吐血衄血，便血痢血，《食医心镜》：葱煮粥食，治赤白痢，薤粥亦良。折伤血出，火煨研封，止痛无瘢。乳痈风痹，通乳安胎。妇人妊娠伤寒，葱白一物汤，发汗而安胎，加生姜亦佳。《删繁方》合香豉、阿胶，治胎动。通气故能解毒，杀药毒、鱼肉毒，蚯蚓毒、猘犬毒。

诸物皆宜，故曰菜伯，又曰和事草。取白连须用。亦有用青者。同蜜食杀人，同枣食令人病。《百一方》：患外痔者，先用木鳖煎汤熏洗，以青葱涎对蜜调敷，其凉如冰。《独行方》：水病足肿，煮汤渍之，日三五度佳。

## 大　蒜宜，通窍、辟恶

【张骞使西域，始得种入中国，故一名葫。】辛，温。开胃健脾，通五脏，达诸窍，凡极臭极香之物，皆能通窍。去寒湿，解暑气，辟瘟疫，消痈肿，捣烂麻油调敷。破癥积，化肉食，杀蛇虫蛊毒。治中暑不醒，捣和地浆，温服。鼻衄不止，捣贴足心，能引热下行。关格不通，捣纳肛中，能通幽门。敷脐能达下焦，消水利大小便，切片烁艾，灸音九一切痈疽，恶疮肿核。独头者尤良。李迅曰：痈疽着灸，胜于用药。缘热毒中膈，上下不通，必得毒气发泄，然后解散。初起便用独头大蒜，切片灸之，三壮一易，百壮为率。但头项以上，切不可灸，恐引气上，更生大祸也。史源曰：有灸至八百壮者，约艾一筛。初坏肉不痛，直灸到好肉方痛，至夜火焮，满背高阜，头孔百数，则毒外出，否则内逼五脏而危矣。《纲目》曰：《精要》谓头上毒不得灸，此言过矣。头为诸阳所聚，艾宜小如椒粒，炷宜三五壮而已。又按：东垣灸元好问脑疽，艾大如两核许。灸至百壮，始觉痛而痊。由是推之，头毒若不痛者，艾大壮多，亦无妨也。然其气薰臭，多食生痰动火，散气耗血，损目昏神。五荤皆然，而蒜尤甚。《楞严经》云：五荤熟食发淫，生啖增恚，故释氏戒之。释家以大蒜、小蒜、兴渠、慈葱、茖葱为五荤。慈葱，冬葱也；茖葱，山葱也；兴渠，西域菜，云即中国之荽。道家以韭、薤、蒜、胡荽、芸薹为五荤。芸薹，油菜也。

忌蜜。

### 薤一名藠子，音叫。滑，利窍、助阳

辛、苦，温，滑。调中助阳，散血生肌，泄下焦大肠气滞。治泄痢下重，王好古曰：下重者，气滞也。四逆散加此以泄滞。按：后重亦有气虚、血虚、火热、风燥之不同。胸痹刺痛，仲景用栝蒌薤白白酒汤。肺气喘急，安胎利产，涂汤火伤。和蜜捣用。《肘后方》中恶卒死者，用薤汁灌鼻中，韭汁亦可。

叶似韭而中空，根如蒜。取白用。忌牛肉。其叶光滑，露亦难伫，故云薤露。

### 胡　荽宣，发痘疹、辟恶气

辛温香窜。内通心脾，外达四肢。辟一切不正之气，沙疹、痘疮不出，煎酒喷之。心脾之气，得芳香而运行。含喷遍身，勿噀头面。痘疹家悬挂，辟邪恶。故荽久食，令人多忘。病人不宜食胡荽、黄花菜。

## 生　姜宣，散寒发表、止呕开痰

辛，温。行阳分而祛寒发表，宣肺气而解郁调中，畅胃口而开痰下食。治伤寒头痛，伤风鼻塞，辛能入肺，通气散寒。咳逆呕哕，有声有物为呕，有声无物为哕，有物无声为吐。其症或因寒、因热、因食、因痰，气逆上冲而然。生姜能散逆气，呕家圣药。东垣曰：辛药生姜之类治呕吐，但治上焦气壅表实之病；若胃虚谷气不行，胸中闭塞而呕者，惟宜益胃、推扬谷气而已，勿作表实用辛药泻之。丹溪曰：阴分咳嗽者，多属阴虚，宜用贝母，勿用生姜，以其辛散也。昂按：人特知陈皮、生姜能止呕，不知亦有发呕之时。以其性上升，如胃热者非所宜也。藿香亦然。胸壅痰膈，寒痛湿泻。消水气，行血痹，产后血上冲心，及污秽不尽，煎服亦良。通神明，去秽恶，救暴卒，凡中风、中气、中暑、中恶、暴卒等症，姜汁和童便饮效。姜汁开痰，童便降火也。疗狐臭，姜汁频涂。搽冻耳。熬膏涂。杀半夏、南星、菌蕈、野禽毒，野禽多食半夏，故有毒，生姜能解之。辟雾露山岚瘴气。早行含之。捣汁和黄明胶熬，贴风湿痹痛。久食兼酒，则患目发痔积热使然，疮痈人食之则生恶肉。

**姜皮**　辛，凉，和脾行水。治浮肿胀满。以皮行皮，五皮散用之。成无己曰：姜、枣辛甘，能行脾胃之津液而和营卫，不专于发散也。东垣曰：夜不食姜者，夜主阖而姜主辟也。秋不食姜者，秋主收而姜主散也。妊妇多食姜，令儿歧指，象形也。

秦椒为使，恶黄连、黄芩、夜明砂。糟姜内入蝉蜕，虽老无筋。

## 干姜、黑姜燥，回阳；宣，通脉

生用辛温，逐寒邪而发表；炮则辛苦大热，除胃冷而守中。辛则散，炮则稍苦，故止而不移，非若附子走而不守。温经止血，炮黑止吐衄诸血，红见黑则止也。定呕消痰，去脏腑沉寒痼冷。能去恶生新，使阳生阴长，故吐衄下血、有阴无阳者宜之。亦能引血药入气分而生血，故血虚发热、产后大热者宜之。此非有余之热，乃阴虚生内热也，忌用表药寒药。干姜能入肺利气，能入肝引血药生血，故与补阴药同用。【合血药亦能补阴。】乃热因热用，从治之法，故亦治目睛久赤。引以黑附，能入肾而祛寒湿，能回脉绝无阳。仲景四逆、白通、姜附汤，皆用之。同五味利肺气而治寒嗽。肺恶寒。燥脾湿而补脾，脾恶湿。通心助阳而补心气，苦入心。开五脏六腑，通四肢关节，宣诸脉络。治冷痹寒痞，反胃下痢。多用损阴耗气，孕妇忌之。辛热能动血。王好古曰：服干姜以治中者必僭上，宜大枣辅之。东垣曰：宜甘草以缓之。

母姜晒干者为干姜，炮黑为黑姜。

## 山　药古名薯蓣。补脾肺、涩精气

色白入肺，味甘归脾。入脾肺二经，补其不足，清其虚热。阴不足则内热，补阴故能清热。固肠胃，润皮毛，化痰涎，止泻痢。渗湿，故化痰止泻。《百一方》：山药半生半炒，米饮下，治噤口痢。肺为肾母，故又益肾强阴，治虚损劳伤；王履云：八味丸用之以强阴。脾为心子，故又益心气，子能令母实。治健忘遗精。昂按：山药性涩，故治遗精泄泻，而诸家俱未言涩。生捣，敷痈疮，消肿硬。山药能消热肿，盖补其气，则邪滞自行。丹溪云：补阳气，生者能消肿硬是也。

色白而坚者入药。



## 百　合润肺、止嗽

甘，平。润肺宁心，清热止嗽，益气调中，止涕泪，涕泪，肺肝热也。《经》曰：肺为涕，肝为泪，心为汗，脾为涎，肾为唾。利二便。治浮肿胪胀，痞满寒热，疮肿乳痈，伤寒百合病。行住坐卧不安，如有鬼神状。苏颂曰：病名百合，而用百合治之，不识其义。李士材曰：亦清心安神之效耳。朱二允曰：久嗽之人，肺气必虚，虚则宜敛。百合之甘敛，胜于五味之酸收。

花白者入药。

## 莱　菔俗作萝卜。宣，行气、化痰、消食

辛、甘属土。生食升气，熟食降气。宽中化痰，散瘀消食。丹溪曰：气升则食自降。治吐血衄血，咳嗽吞酸，利二便，解酒毒，制面毒、豆腐积。昔有人病，梦红裳女子引入宫殿，小姑歌云：五灵楼阁晓玲珑，天府由来是此中。惆怅闷怀言不尽，一丸莱菔火吾宫。一道士云：此犯大麦毒也。女子，心神；小姑，脾神。医经莱菔制面毒，遂以药并莱菔治之，果愈。腐浆见莱菔则难收。生捣治噤口痢，止消渴。涂跌打、汤火伤。多食渗血，故白人髭发。服何首乌、地黄者忌之。生姜能制其毒。夏月食其菜数斤，秋不患痢。冬月以菜叶摊屋瓦上，任霜雪打压，至春收之，煎汤饮，治痢。得效方：人避难入石洞中，贼烧烟熏之，口含莱菔一块，

烟不能毒。嚼汁擂水饮之亦可。王荆公患偏头痛，捣莱菔汁，仰卧，左痛注右鼻，右痛注左鼻，或两鼻齐注，数十年患，二注而愈。

**莱菔子** 辛入肺，甘走脾。长于利气。生能升，熟能降。升则吐风痰，散风寒，宽胸膈，发疮疹；降则定痰喘咳嗽，调下痢后重，止内痛。皆利气之功。丹溪曰：莱菔子治痰，有冲墙倒壁之功。《食医心镜》：研汤煎服，治气嗽痰喘，吐脓血。炒用。

## 白芥子宣，利气、豁痰

辛，温，入肺。通行经络，温中开胃，发汗散寒，利气豁痰，消肿止痛。痰行则肿消，气行则痛止。为末醋调敷，消痈肿。治咳嗽反胃，痹木脚气，筋骨诸病。痰阻气滞。久嗽肺虚人禁用。丹溪曰：痰在胁下及皮里膜外，非此不能达行。古方控涎丹用之，正此义。韩懋三子养亲汤，白芥子主痰，下气宽中；紫苏子主气，定喘止嗽；莱菔子主食，开痞降气。各微炒研，看病所主为君。治老人痰嗽、喘满、懒食。

北产者良。煎汤不可过熟，熟则力减。芥菜子豁痰利气，主治略同。

## 蔓菁子即芜菁。泻热、利水、明目

苦，辛。泻热解毒，利水明目。古方治目，用之最多。治黄疸、捣服。腹胀，捣研滤汁饮，或吐或利，腹中自宽，得汗愈。癥瘕积聚，小儿血痢，蜜和汁服。一切疮疽。凡痈疽捣敷皆良。醋调敷秃疮，盐捣敷乳痈，冬取根用。

敷蜘蛛咬毒。陈藏器曰：蔓菁园中无蜘蛛。李时珍曰：蔓菁子可升可降，能汗能吐能下，能利小便，明目解毒，其功甚伟，世罕知用，何哉？

根：捣敷阴囊肿大如斗。末服解酒毒。和芸薹根油菜也捣汁，鸡子清调，涂诸热毒。单盐捣，不用芸薹亦可。

## 芸　薹宣，散血、消肿

辛，温。散血消肿，捣贴乳痈丹毒。孙思邈曰：捣贴丹毒，随手即消，其效如神。动疾发疮。

即油菜。道家五荤之一。子与叶同功，治产难。

## 马齿苋一名九头狮草。泻热、散血

酸，寒。散血解毒，祛风杀虫。治诸淋疳痢，《海上方》捣汁和鸡子白服，治赤白痢。血癖恶疮，多年恶疮，敷两三遍即瘥。烧灰煎膏，涂秃疮湿癣。小儿丹毒，捣汁饮，以滓敷之。利肠滑产。

叶如马齿，有大小二种，小者入药。性至难燥，去茎用。亦忌与鳖同食。

## 甜瓜蒂宣，涌吐。与淡豆豉、赤小豆，并为吐药

苦，寒。阳明胃吐药，能吐风热痰涎，上膈宿食。吐去上焦之邪，《经》所谓其高者因而越之，在上者涌之，木郁达之是也。越以瓜蒂、淡豉之苦，涌以赤小豆之酸，吐去上焦有形之物，则木得舒畅，天地交而万物通矣。当吐而胃弱者，代以参芦。朱丹溪曰：吐中就有发散之义。张子和曰：诸汗法

古方多有之，惟以吐发汗，世罕知之。故予尝曰：吐法兼汗以此夫。昂按：汗吐下和，乃治疗之四法。仲景瓜蒂散、栀豉汤，并是吐药。子和治病，用吐尤多。丹溪治许白云大吐二十余日，治小便不通，亦用吐法，甚至用四物、四君以引吐。成法具在。今人惟知汗下和，而吐法绝置不用。遇邪在上焦及当吐者，不行涌越，致结塞而成坏症，轻病致重，重病致死者多矣。时医背弃古法，枉人性命，可痛也夫！治风眩头痛，懊侬不眠，癫痫喉痹，头目湿气，水肿黄疸，或合赤小豆煎，或吹鼻中，取出黄水。湿热诸病。上部无实邪者禁用。能损胃耗气，语曰：大吐亡阳，大下亡阴。凡取吐者，须天气清明，巳午以前，令病人隔夜勿食，卒病者不拘。《类编》云：一女子病齁喘不止，遇道人教取瓜蒂七枚为末，调服其汁，即吐痰如胶粘，三进而病如扫。

### 冬　瓜一名白瓜，泻热、补脾

寒泻热，甘益脾。利二便，消水肿，冬瓜任吃，效。止消渴，苗叶皆治消渴。散热毒痈肿。切片敷之。丹溪曰：冬瓜性急而走，久病阴虚者忌之。昂按：冬瓜日食常物，于诸瓜中尤觉宜人，且味甘而不辛，何以见其性急而走乎？

子：补肝明目。凡药中所用瓜子，皆冬瓜子也。

### 丝　瓜泻热凉血、宣通经络

甘，平。苏颂曰冷。凉血解毒，除风化痰，通经络，行血脉，老者筋络贯串，象人经脉，故可借其气以引之。消浮肿，稀痘疮。出不快者，烧存性，入朱砂、蜜水调服。治肠风崩漏，疝痔痈疽，滑肠下乳。

### 茄　根泻，散血、消肿

散血消肿。煮汁渍冻疮。史国公药酒，用白茄根为君。茄科以马尿浸三日，晒炒为末，点牙即落。

**茄子**　甘，寒。散血宽肠，动风发病。



## 金石水土部

### 金重，镇心肝、定惊悸

辛，平，有毒。生金屑，服之杀人。昂按：金性至刚重坠，与血肉之体不相宜，故服之致死，非其性有毒也。人被金银灼者，并不溃烂，无毒可知矣。精金粹玉，世之宝器，岂有毒气哉？金制木，重镇怯，故镇心肝，安魂魄。虽云重坠，亦借其宝气也。古方有红雪、紫雪，皆取金银煮汁，亦假其气耳。治惊痫风热，肝胆之病。肝经风热，则为惊痫失志，魂魄飞扬。肝属木而畏金，与心为子母之脏，故其病同源一治。

丸散用箔为衣，煎剂加入药煮。畏锡、水银。遇铅则碎。五金皆畏水银。银功用略同。

### 铜　绿即铜青。宣，去风痰

酸，平，微毒。治风烂泪眼，恶疮疳疮，妇人血气心痛，吐风痰，合金疮，止血杀虫。治皆肝胆之病，亦金胜木之义。

用醋制铜，刮用。

## 自然铜重，续筋骨

辛，平。主折伤，续筋骨，散瘀止痛。折伤必有死血瘀滞经络，然须审虚实，佐以养血补气温经之药。铜非煅不可用。火毒、金毒相煽，复挟香药，热毒内攻，虽有接骨之功，然多燥散之祸，用者慎之。

产铜坑中，火煅、醋淬七次，细研，甘草水飞用。昔有饲折翅雁者，雁飞去，故治折伤。

## 铅重，坠痰、解毒

甘寒属肾。禀壬癸之气，水中之金，金丹之母，八石之祖。丹灶家必用之。安神解毒，坠痰杀虫，乌须、制为梳，以梳须。明目。

**铅丹** 即黄丹。用黑铅加硝、黄、盐、矾炼成。咸，寒，沉重，味兼盐、矾。内用坠痰去怯，消积杀虫，治惊疳疟痢；外用解热拔毒，去瘀长肉。熬膏必用之药。用水漂去盐硝砂石，微火炒紫色，摊地上，去火毒用。

**铅粉** 主治略同。亦名胡粉、锡粉。李时珍曰：铅粉亦可代铅丹熬膏。然未经盐矾火煅，又有豆粉、蛤粉杂之，只入气分，不能入血分也。

## 铁重，坠痰、镇惊

辛，平，重坠。镇心平肝，定惊疗狂，消痈解毒。诸药多忌之。李时珍曰：补肾药尤忌之。

畏磁石、皂荚。皂荚木作薪，则釜裂。煅时砧上打落者名铁落，《素问》用治怒狂。如尘飞起者名铁精，器物生衣者名铁锈，盐、醋浸出者名铁华。时珍曰：大抵借金气以平木，坠下解毒，无他义也。

**针砂** 消水肿、黄疸，散瘿瘤，乌髭发。乌须方多用之。

## 密陀僧重，镇惊、劫痰、消积

辛咸小毒。感银、铅之气而结。坠痰镇惊，止血散肿，消积杀虫，疗肿毒，愈冻疮，熟桐油调敷。解狐臭，油调搽腋。以馒头蒸熟劈开，掺末夹腋下亦佳。染髭须。

出银坑难得。今用者乃倾银炉底。入药煮一伏时。

## 丹　砂重，镇心、定惊、泻热

体阳性阴，内含阴汞。味甘而凉。色赤属火。性反凉者，离中虚、有阴也。味不苦而甘者，火中有土也。泻心经邪热，心经血分主药。镇心清肝，明目发汗，汗为心液。定惊祛风，辟邪，钱丕少卿多恶梦，遇推官胡用之，胡曰：昔常患此，有道士教戴灵砂而验。遂解髻中绛囊授之，即夕无梦。解毒，胎毒、痘毒宜之。止渴安胎。《博救方》：水煮一两，研，酒服，能下死胎。李时珍曰：同远志、龙骨之类养心气；同丹参、当归之类养心血；同地黄、枸杞之类养肾；同厚朴，川椒之类养脾；同南星、川乌之类祛风。〇多服反令人痴呆。

辰产，明如箭镞者良。名箭头砂。细研，水飞三次用。生用无毒，火炼则有毒，服饵常杀人。恶磁石，畏盐水，忌一切血。郑康成注《周礼》，以丹砂、雄黄、石胆、矾石、磁石为五毒，古人用以攻疡。

## 水　银重，外用杀虫

辛，寒，阴毒。功专杀虫。治疮疥虮虱。性滑重，直入肉，头疮切不可用，恐入经络，令人筋骨拘挛。解金银铜锡毒，能杀五金。堕胎绝孕。

从丹砂烧煅而出。畏磁石、砒霜。得铅则凝，得硫则结，并枣肉入唾研则碎。散失在地者，以花椒、茶末收之。

## 轻　粉燥，劫痰涎、外用杀虫

辛，冷。时珍曰：燥有毒。杀虫治疮，劫痰消积。能消涎积。十枣汤加大黄、牵牛、轻粉，名三花神佑散。善入经络，瘛疭药多用之。不可过服常用。时珍曰：水银阴毒，用火煅丹砂而出，再加盐、矾，炼为轻粉。轻扬燥烈，走而不守。今人用治杨梅毒疮，虽能劫风痰湿热，从牙龈出，邪郁暂解。然毒气窜入经络，筋骨血液耗亡，筋失所养，变为筋挛骨痛，痈肿疳漏，遂成废痼，贻害无穷。○上下齿龈，属手足阳明肠胃经。毒气循经上行，至齿龈薄嫩之处而出。

土茯苓、黄连、黑铅、铁浆、陈酱，能制其毒。

## 空　青重，明目

甘酸而寒。益肝明目，通窍利水。

产铜坑中，大块中空有水者良。

## 云　母补中

甘，平，属金，色白入肺。下气补中，坚肌续绝。

治劳伤疟痢，疮肿痈疽。同黄丹熬膏贴之。《千金翼》用敷金疮。青城山人康道丰有云母粉方，能治百病。

有五色，以色白光莹者为上。古人亦有炼服者。云母入火，经时不焦，入土不腐，故云服之长生。使泽泻，恶羊肉。

## 石　膏 体重，泻火；气轻，解肌

甘辛而淡，体重而降。足阳明经胃大寒之药。色白入肺，兼入三焦。诸经气分之药。寒能清热降火，辛能发汗解肌，甘能缓脾益气，生津止渴。治伤寒郁结无汗，阳明头痛，发热恶寒，日晡潮热，肌肉壮热，《经》云：阳盛生外热。小便赤浊，大渴引饮，中暑自汗，能发汗，又能止自汗。舌焦、胎厚无津。牙痛。阳明经热，为末擦牙固齿。又胃主肌肉，肺主皮毛，为发斑、发疹之要品。色赤如锦纹者为斑，隐隐见红点者为疹，斑重而疹轻。率由胃热，然亦有阴阳二症，阳症宜用石膏。又有内伤阴症见斑疹者，微红而稀少，此胃气极虚，逼其无根之火游行于外，当补益气血，使中有主，则气不外游，血不外散。若作热治，死生反掌，医者宜审。但用之鲜少，则难见功。白虎汤以之为君，或自一两加至四两。竹叶、麦冬、知母、粳米，亦加四倍。甚者加芩、连、柏，名三黄石膏汤。虚者加人参，名人参白虎汤。然能寒胃，胃弱血虚及病邪未入阳明者禁用。成无己解大青龙汤曰：风，阳邪伤卫；寒，阴邪伤营。营卫阴阳俱伤，则非轻剂所能独散，必须重轻之剂同散之，乃得阴阳之邪俱去，营卫俱和。石膏乃重剂，而又专达肌表也。【质重气轻。又成氏以桂麻为轻剂，石膏为重剂也。】东垣曰：石膏足阳明药，仲景用治伤寒阳明症，身热、目痛、鼻干、不得卧，邪在阳明，肺受火制，故用辛寒以清肺气。所以有白虎之名，肺主西方也。按：阳明主肌肉，故身热；脉交頞中，故目痛；脉起于鼻，循鼻外，金燥，故鼻干；胃不和，则卧不安，故不得卧。然亦有阴虚发热，及脾胃虚劳，伤寒阴盛格阳，内寒外热，类白虎汤症，误投之不可救也。按：阴盛格阳，阳盛格阴二症，至为难辨。盖阴盛极而格阳于外，外热而内寒；阳盛极而格阴于外，外冷而内热。《经》所谓重阴必阳，重阳必阴，重寒则热，重热则寒是也。当于小便分之：便清者，外虽燥热，而中实寒；便赤者，外虽厥冷，而内实热也。再看口中之燥润，及舌苔之浅深。胎黄黑者为热，宜白虎汤。然亦有胎黑属寒者，舌无芒刺，口有津液也，急宜温之。误投寒剂则殆矣。

亦名寒水石。时珍曰：古方所用寒水石是凝水石，唐宋诸方用寒水石即石膏。凝水石乃盐精渗入土中，年久结成，清莹有棱，入水即化。辛咸大寒，治时气热盛，口渴水肿。莹白者良。研细，甘草水飞用。近人因其寒，或用火煅，则不伤胃。味淡难出，若入煎剂，须先煮数十沸。鸡子为使，忌巴豆、铁。

### 滑　石 滑，利窍；通，行水；体重，泻火气；轻，解肌

滑利窍，淡渗湿，甘益气、补脾胃，寒泻热，降心火。色白入肺，上开腠理而发表，肺主皮毛。下走膀胱而行水，通六腑九窍津液，为足太阳经膀胱本药。治中暑积热，呕吐烦渴，黄疸水肿，脚气淋闭，偏主石淋。水泻热痢，六一散加红曲治赤痢，加干姜治白痢。吐血衄血，诸疮肿毒，为荡热除湿之要剂。消暑散结，通乳滑胎。时珍曰：滑石利窍，不独小便也。上开腠理而发表，是除上中之湿热；下利便溺而行水，是除中下之湿热。热去则三焦

宁而表里和，湿去则阑门通而阴阳利矣。【阑门分别清浊，乃小肠之下口。】河间益元散，通治上下表里诸病，盖是此意。益元散，一名天水散，一名六一散，取天一生水，地六成之之义。滑石六钱，甘草一钱，或加辰砂。〇滑石治渴，非实止渴，资其利窍，渗去湿热，则脾胃中和而渴自止耳。若无湿，小便利而渴者，内有燥热，宜滋润。或误服此，则愈亡其津液而渴转甚矣。故王好古以为至燥之剂。

白而润者良。石韦为使，宜甘草。走泄之性，宜甘草以和之。

### 朴硝、芒硝 朴硝，即皮硝。大泻，润燥、软坚

辛能润燥，咸能软坚，苦能下泄，大寒能除热。朴硝酷涩性急，芒硝经炼稍缓。能荡涤三焦、肠胃实热，推陈致新。按：致新则泻亦有补，与大黄同。盖邪气不除，则正气不能复也。治阳强之病，伤寒、《经》曰：人之伤于寒也必病热。盖寒郁而为热也。疫痢，积聚结癖，留血停痰，黄疸淋闭，瘰疬疮肿，目赤障翳。通经堕胎。丰城尉家有猫，子死腹中，啼叫欲绝。医以硝灌之，死子即下。后有一牛，亦用此法得活。本用治人，治畜亦验。《经疏》曰：硝者，消也。五金八石皆能消之，况脏腑之积聚乎？其直往无前之性，所谓无坚不破，无热不荡者也。病非热邪深固，闭结不通，不可轻投，恐误伐下焦真阴故也。成无己曰：热淫于内，治以咸寒。气坚者以咸软之，热盛者以寒消之。故仲景大陷胸汤、大承气汤、调胃承气汤，皆用芒硝以软坚，去实热。结不至坚者，不可用也。佐之以苦，故用大黄相须为使。许誉卿曰：芒硝消散，破结软坚。大黄推荡，走而不守。故二药相须，同为峻下之剂。王好古曰：本草言芒硝堕胎，然妊娠伤寒可

下者，兼用大黄以润燥，软坚泻热，而母子相安。《经》曰：有故无殒，亦无殒也。此之谓欤！谓药自病当之，故母与胎俱无患也。

硝能柔五金，化七十二种石为水。生于卤地，刮取煎炼，在底者为朴硝，在上有芒者为芒硝，有牙者为马牙硝，置风日中，消尽水气，轻白如粉，为风化硝。大黄为使。《本经》、《别录》，朴硝、硝石虽分二种，而气味主治略同。后人辨论纷然，究无定指。李时珍曰：朴硝下降，属水性寒；硝石为造炮焰硝，上升属火性温。昂按：世人用硝，从未有取其上升而温者。李氏之说，恐非确论。

## 玄明粉 泻热、润燥、软坚

辛甘而冷。去胃中之实热，荡肠中之宿垢。润燥破结，消肿明目。血热去，则肿消而目明。昂按：泻痢不止，用大黄、玄明粉以推荡之，而泻痢反止。盖宿垢不净，疾终不除，《经》所谓通因通用也。

朴硝煎化，用莱菔煮，再同甘草煎，入罐火煅，以去其咸寒之性。阴中有阳，性稍和缓。大抵用代朴硝，若胃虚无实热者禁用。俱忌苦参。

## 太阴玄精石 泻热、补阴

太阴之精，咸寒而降。治上盛下虚，救阴助阳，有扶危拯逆之功。正阳丹，用治伤寒壮热。来复丹，用治伏暑热泻。

出解池、通、泰积盐处。咸卤所结，青白莹彻，片皆六棱者良。今世用者，多是绛石。

### 赤石脂重，涩，固大小肠

甘而温，故益气生肌而调中。酸而涩，故收湿、《独行方》煅末，敷小儿脐中汁出赤肿。止血而固下。《经疏》云：大小肠下后虚脱，非涩剂无以固之。其他涩药轻浮，不能达下，惟赤石脂体重而涩，直入下焦阴分，故为久痢泄澼要药。仲景桃花汤用之，加干姜、粳米。疗肠澼泄痢，崩带遗精，痈痔溃疡，收口长肉，催生下胞。《经疏》曰：能去恶血，恶血化，则胞胎无阻。东垣云：胞胎不出，涩剂可以下之。又云：固肠胃有收敛之能，下胎衣无推荡之峻。

细腻粘舌者良。赤入血分，白入气分。五色石脂入五脏。研粉，水飞用。恶芫花，畏大黄。

### 禹馀粮重，涩，固下

甘，平，性涩。手足阳明大肠、胃血分重剂。治欬逆下痢，血闭癥瘕血崩，能固下，李知先曰：下焦有病人难会，须用馀粮、赤石脂。又能催生。

石中黄粉，生于池泽。无砂者良。牡丹为使。

### 浮　石一名海石。泻火、软坚

咸润下，寒降火。色白体轻，入肺清其上源。肺为水之上源。止渴止嗽，通淋软坚，除上焦痰热，消瘿瘤结核。顽痰所结，咸能软坚。俞琰《席上腐谈》云：肝属木，当浮而反沉；肺属金，当沉而反浮，何也？肝实而肺虚也。故石入水则沉，而南海有浮水之石；木入水则浮，而南海有沉水之香。虚实之反如此。

水沫日久结成。海中者味咸更良。

### 蓬　砂润，生津、去痰热

甘、微咸，凉。色白质轻，故除上焦胸膈之痰热，生津止嗽。治喉痹、口齿诸病。初觉喉中肿痛，含化咽津，则不成痹。能柔五金而去垢腻，故治噎膈积块，结核努肉，目翳骨鲠。咸能软坚，含之咽汁。

出西番者，白如明矾。出南番者，黄如桃胶。能制汞、哑铜。蓬砂、硇砂，并可作金银焊。

### 硇　砂硇，音铙。泻，消肉积

咸、苦、辛，热，有毒。消食破瘀。治噎膈癥瘕，去目翳努肉，暖子宫，助阳道。性大热，能烂五金。《本草》称其能化人心为血，亦甚言不可多服耳。凡煮硬肉，投少许即易烂，故治噎膈、癥瘕、肉积有殊功。《鸡峰方》云：人之脏腑，多因触冒成病，而脾胃最易受触。饮食过多，则停滞难化。冷热不调，则呕吐泻痢，而膏粱者为尤甚。口腹不节，须用消化药。或言饮食既伤于前，难以毒药反攻其后，不使硇砂、巴豆等，只用曲蘖之类。不知古今立方用药，各有主对。曲蘖只能消化米谷，如伤肉食，则非硇砂、阿魏不能治也；如伤鱼蟹，须用橘叶、紫苏、生姜；伤菜果，须用丁香、桂心；伤水饮，须用牵牛、芫花。必审所伤之因，对用其药，则无不愈。其间多少，则随患人气血以增损之而已。又有虚人沉积，不可直取，当以蜡匮其药。盖蜡能久留肠胃，又不伤气，能消磨至尽也。又有脾虚饮食迟化者，止宜助养脾胃，自能消磨，更不须用克化药耳。病久积而成癥瘕者，须用三棱、鳖甲之类。寒冷成积者，轻则附子、厚朴，重则礜石、硫黄。瘀血结块者，则用大黄、桃仁之类，用者详之。

出西戎。乃卤液结成，状如盐块，置冷湿处即化。白净者良。水飞过，醋煮干如霜用。畏酸。忌羊血。

## 磁　石重，补肾

辛，咸。色黑属水，能引肺金之气入肾。补肾益精，除烦祛热，通耳明目。耳为肾窍，肾水足则目明。治羸弱周痹，骨节痠痛，肾主骨。惊痫、重镇怯。肿核，咸软坚。误吞针铁，末服。止金疮血。《十剂》曰：重可去怯，磁石、铁粉之属是也。《经疏》云：石药皆有毒，独磁石冲和，无悍猛之气，又能补肾益精。然体重，渍酒优于丸散。时珍曰：一士病目渐生翳，珍以羌活胜湿汤加减，而以磁朱丸佐之，两月而愈。盖磁石入肾，镇养真阴，使神水不外移；朱砂入心，镇养心血，使邪火不上侵；佐以神曲，消化滞气，温养脾胃生发之气，乃道家黄婆媒合婴、姹之理。方见孙真人《千金方》，但云明目，而未发出用药微义也。【黄婆，脾也；姹女，心也；婴儿，肾也。】

色黑能吸铁者真。火煅醋淬，碾末水飞，或醋煮三日夜用。柴胡为使，杀铁、消金，恶牡丹。

## 礞　石重，泻痰

甘、咸，有毒，体重沉坠。色青入肝，制以硝石，能平肝下气，为治惊利痰之圣药。吐痰水上，以石末掺之，痰即随下。王隐君有礞石化痰丸，能治百病。礞石、焰硝各二两，煅研，水飞净一两，大黄酒蒸八两，黄芩酒洗八两，沉香五钱，为末，水丸，量虚实服。时珍曰：风木太过，来制脾土。气不运化，积滞生痰，壅塞上中二焦，变生诸症。礞石重坠，硝性疏快，使痰积通利，诸症自除。气弱脾虚者禁服。

坚细青黑，中有白星点。硝石、礞石等分，打碎拌匀，入坩埚煅至硝尽，石色如金为度。如无金星者不入药。研末水飞，去硝毒用。

## 代赭石重，镇虚逆、养阴血

苦，寒。养血气，平血热，入肝与心包，专治二经血分之病，吐衄崩带，胎动难产，小儿慢惊，赭石半钱，冬瓜仁汤调服。金疮长肉。仲景治伤寒，汗吐下后，心下痞鞕噫气【鞕，音硬；噫，音嗳】，用代赭旋覆汤。取其重以镇虚逆，赤以养阴血也。今人用治膈噎甚效。

煅红醋淬，水飞用。干姜为使，畏雄、附。

## 花乳石涩，止血

酸涩，气平。专入肝经血分。能化瘀血为水，止金疮出血，刮末敷之即合，仍不作脓。《局方》治损伤诸血，胎产恶血血运，有花乳石散。下死胎胞衣。恶血化则胞胎无阻。

出陕华、代地。体坚色黄。煅研，水飞用。

## 炉甘石燥湿、治目疾

甘，温。阳明胃经药。受金银之气，金胜木，燥胜湿，故止血消肿，收湿除烂，退赤去翳，为目疾要药。

产金银坑中，金银之苗也。状如羊脑，松似石脂。能点赤铜为黄。今之黄铜，皆其所点也。煅红，童便淬七次，研粉，水飞用。

## 阳起石重，补肾命

咸，温。补右肾命门。治阴痿精乏，子宫虚冷，腰膝冷痹，水肿癥瘕。寇宗奭曰：凡石药冷热皆有毒，宜酌用。按：《经》曰：石药发癫，芳草发狂。芳草之气美，石药之气悍。二者相遇，恐内伤脾。

出齐州阳起山，云母根也。虽大雪遍境，此山独无。以云头雨脚、鹭鸶毛、色白滋润者良。真者难得。火煅醋淬七次，研粉，水飞用。亦有用烧酒、樟脑升炼取粉者。桑螵蛸为使，恶泽泻、菌桂，畏菟丝子，忌羊血。

## 钟　乳补阳

甘温。阳明胃气分药。木石之精。强阴益阳，通百节，利九窍，补虚劳，下乳汁。服之令人阳气暴充，饮食倍进，形体壮盛。然其性慓悍，须命门真火衰者可偶用之。若借以恣欲，多服久服，不免淋浊痈疽之患。

出洞穴中，石液凝成，下垂如冰柱。通中轻薄，如鹅翎管，碎之如爪甲光明者真。炼合各如本方。蛇床为使，恶牡丹、畏紫石英，忌参、术、羊肉、葱、蒜、胡荽。

## 白石英重，润肺

甘、辛，微温。肺、大肠经气分之药。润以去燥，利小便，实大肠。治肺痿吐脓，欬逆上气。但系石类，只可暂用。《十剂》曰：湿可去枯，白石英、紫石英之属是也。【湿，即润也。】按：润药颇多，石药终燥，而徐之才取二石英为润剂，存其意可也。

白若水晶，如紫石英而差大。

## 紫石英重，镇心，润、补肝

甘，平。性温而补，重以去怯，湿以去枯。入心肝血分，故心神不安，肝血不足，女子血海虚寒不孕者宜之。冲为血海，任主胞胎。《经疏》云：女子系胞于肾及心包络，虚则风寒乘之，故不孕。紫石英辛温走二经，散风寒，镇下焦，为暖子宫之要药。

色淡紫莹彻，五棱。火煅醋淬七次，研末水飞用。二英俱畏附子，恶黄连。五色石英，各入五脏。

## 雄黄重，解毒、杀虫

辛，温，有毒。得正阳之气，入肝经气分。搜肝强脾，散百节大风，杀百毒，辟鬼魅。治惊痫痰涎，头痛眩运，暑疟澼痢，泄泻积聚。虞雍公道中冒暑，泄痢连月，梦至仙居，延之坐。壁中有词云：暑毒在脾，湿气连脚。不泄则痢，不痢则疟。独炼雄黄，蒸饼和药。甘草作汤，食之安乐。别作治疗，医家大错。如方服之遂愈。又能化血为水，燥湿杀虫，治劳疳疮疥蛇伤。

赤似鸡冠，明彻不臭，重三五两者良。孕妇佩之，转女成男。醋浸，入莱菔汁煮干用。生山阴者名雌黄，功用略同。劣者名熏黄，烧之则臭，只堪熏疮疥，杀虫虱。

## 石硫黄燥，补阳、杀虫

味酸有毒。大热纯阳。硫黄阳精极热，与大黄极寒，并号将军。补命门真火不足。性虽热而疏利大肠，与燥涩者不同。热药多秘，惟硫黄暖而能通；寒药多泄，惟黄连肥肠而止泻。若阳气暴绝，阴毒伤寒，久患寒泻，脾胃虚寒，命欲垂尽者用之，亦救危妙药也。治寒痹冷癖，足寒无力，老人虚秘，《局方》用半硫丸。妇人阴蚀，小儿慢惊。暖精壮阳，杀虫疗疮。辟鬼魅，化五金，能干汞。王好古曰：太白丹、来复丹皆用硫黄，佐以硝石。至阳佐以至阴，与仲景白通汤佐以人尿、猪胆汁意同。所以治内伤生冷，外冒暑湿，霍乱诸病，能除扞格之寒，兼有伏阳，不得不尔。如无伏阳，只是阴虚，更不必以阴药佐之。《夷坚志》云：唐与正亦知医，能以意治病。吴巡检病不得溲，卧则微通，立则不能涓滴，遍用通药不效。唐问其平日自制黑锡丹常服，因悟曰：此必结砂时，硫飞去，铅不死，铅砂入膀胱，卧则偏重犹可溲，立则正塞水道，故不通。取金液丹三百粒，分十服，瞿麦汤下。铅得硫则化，水道遂通。家母舅童时亦病溺涩，服通淋药罔效。老医黄五聚视之曰：此乃外皮窍小，故溺时艰难，非淋证也。以牛骨作楔，塞于皮端，窍渐展开，勿药而愈。使重服通利药，得不更变他证乎？乃知医理非一端也。〇硫能化铅为水，修炼家尊之为金液丹。

番舶者良。难得。取色黄坚如石者，以莱菔剜空，入硫合定，糠火煨熟，去其臭气；以紫背浮萍煮过，消其火毒；以皂荚汤淘其黑浆。一法绢袋盛，酒煮三日夜。一法入猪大肠烂煮三时用。畏细辛、诸血、醋。

**土硫黄**　辛热、腥臭，只可入疮药，不可服饵。

## 石　蟹重，泻，明目

咸，寒。治青盲目翳，天行热疾，解一切金石药毒。醋磨，敷痈肿。出南海。身全是蟹，而质石也。细研，水飞用。

## 无名异重，和血、行伤

咸入血，甘补血。治金疮折伤，痈疽肿毒，醋磨涂。止痛生肌。人受杖时，须服三五钱，不甚痛伤。

生川广。小黑石子也，一包数百枚。

## 礜　石重，燥，祛寒积

辛，热，有大毒。治坚癖痼冷，寒湿风痹。苏恭曰：攻积冷之病最良。《别录》曰：不炼服杀人。此石生于山，无雪，入水不冰。时珍曰：性气与砒石相近。《博物志》言鹳伏卵时，取此石暖足。谬也！有苍、白数种。火烧但解散，不能脱其坚。置水不冻者真。恶羊血。

## 砒　石大燥，祛痰

辛、苦而咸。大热大毒，砒霜尤烈。专能燥痰，可作吐药。疗风痰在胸膈，截疟除哮。外用蚀败肉，杀虫枯痔。

出信州，故名信石，衡州次之。锡之苗也。故锡壶亦云有毒。生者名砒黄，炼者名砒霜。畏绿豆、冷水、羊血。

## 石　灰重，燥湿、止血、生肌

辛，温，性烈。能坚物散血，定痛生肌，止金疮血，腊月用黄牛胆汁和，纳胆中，阴干用。杀疮虫，有人脚肚生一疮，久遂成漏，百药不效，自度必死。一村人见之曰：此鳝漏也，以石灰温泡熏洗，觉痒即是也。洗不数次，遂愈。蚀恶肉，灭瘢疵，和药点痣。解酒酸。酒家多用之，然有灰之酒伤人。内用止泻痢崩带，收阴挺、阴肉挺出，亦名阴菌。或产后玉门不闭，熬黄，水泡，澄清暖洗。脱肛，消积聚结核。

风化者良。圹灰，火毒已出，主顽疮脓水淋漓，敛口尤妙。

## 白　矾涩，燥湿、坠痰

酸、咸而寒，性涩而收。燥湿追涎，化痰坠浊，解毒生津，除风杀虫，止血定痛，通大小便，蚀恶肉，生好肉，除痼热在骨髓。髓为热所劫则空，故骨痿而齿浮。治惊痫黄疸，血痛喉痹，齿痛风眼，鼻中瘜肉，崩带脱肛，阴蚀阴挺，阴肉挺出，肝经之火。疔肿痈疽，瘰疬疥癣，虎犬蛇虫咬伤。时珍曰：能吐风热痰涎，取其酸苦涌泄也。治诸血痛、阴挺、脱肛、疮疡，取其酸涩而收也。治风眼、痰饮、泄痢、崩带，取其收而燥湿也。治喉痹、痈蛊、蛇伤，取其解毒也。多服损心肺，伤骨。寇宗奭曰：却水故也。书纸上，水不能濡，故知其性却水也。李迅曰：凡发背，当服蜡矾丸以护膜，防毒气内攻。矾一两，黄蜡七钱，溶化和丸。每服十丸，渐加至二十丸，日服百丸则有力。此药护膜托里、解毒化脓之功甚大。以白矾、茶芽捣末冷水服，解一切毒。

取洁白光莹者，煅用。又法，以火煅地，洒水于上、取矾布地，以盘覆之，四面灰拥一日夜，矾飞盘上，扫收之，为矾精。未尽者更如前法。再以陈苦酒醋也化之，名矾华。七日可用，百日弥佳。甘草为使，畏麻黄，恶牡蛎。生用解毒，煅用生肌。

## 胆　矾一名石胆。宣，吐风痰；涩，敛咳逆

酸涩、辛，寒。入少阳胆经。性敛而能上行，涌吐风热痰涎，发散风木相火。治喉痹、醋调咽，吐痰涎立效。咳逆，痉痫崩淋。能杀虫，治牙虫、疮毒、阴蚀。

产铜坑中，乃铜之精液。故能入肝胆治风木。磨铁作铜色者真。形似空青，鸭嘴色为上。市人多以醋揉青矾伪之。畏桂、芫花、辛夷、白微。

## 皂　矾一名绿矾。涩，燥湿、化痰

酸涌、涩收。燥湿化痰、解毒杀虫之功，与白矾同，而力差缓。主治略同白矾。利小便，消食积，同健脾消食药为丸。散喉痹。醋调咽汁。时珍曰：胀满、黄肿、疟痢、疳疾方，往往用之。其源则自仲景用矾石、硝石治女劳黄疸方中变化而来。

深青莹净者良。煅赤用。煅赤名绛矾，能入血分，伐肝木，燥脾湿。张三丰治肿满，有伐木丸：苍术二斤，米泔浸，黄酒、面曲四两炒，绛矾一斤，醋拌晒干，入瓶，火煅为末，醋糊丸，酒下。或云皂矾乃铜之精液，用醋制以平肝，胜于针铁。不必忌盐，后亦不发。多服令人泻。

### 青　盐即戎盐。补肾、泻血热

甘、咸而寒。入肾经，助水脏，平血热。治目痛赤涩，吐血溺血，齿舌出血，坚骨固齿擦牙良，明目乌须。余同食盐。

出西羌。不假煎炼，方棱、明莹、色青者良。

### 食　盐泻热、润燥、补心、通二便；宣，引吐

咸、甘、辛，寒。咸润下，故通大小便；咸走血而寒胜热，故治目赤痛肿，血热热疾；咸补心，故治心虚；以水制火，取既济之义，故补心药用盐炒。一人病笑不休，用盐煅赤煎沸，饮之而瘳。《经》曰：神有余则笑不休。神，心火也。用盐，水制火也。一妇病此半年，张子和亦用此法而愈。咸入肾而主骨，故补肾药用盐汤下。故坚肌骨，治骨病齿痛；擦牙亦佳，清火固齿。齿缝出血，夜以盐厚敷龈上，沥涎尽乃卧。或问咸能软坚，何以坚肌骨？不知骨消筋缓，皆因湿热。热淫于内，治以咸寒。譬如生肉易溃，得盐性咸寒，则能坚久不坏也。咸润燥而辛泄肺，煎盐用皂角收，故味微辛。故治痰饮喘逆；《本经》治喘逆，惟哮证忌之。咸软坚，故治结核积聚。又能涌吐、醒酒，水胜火。解毒，火热即毒也，能散火凉血。杀虫，浙西将军中蚓毒，每夕蚓鸣于体。一僧教以盐汤浸身，数次而愈。定痛止痒。体如虫行，风热也，盐汤浴三四次佳。亦治一切风气。凡汤火伤，急以盐末掺之，护肉不坏，再用药敷。多食伤肺走血，渗津发渴。《经》曰：咸走血，血病毋多食咸。食咸则口干者，为能渗胃中津液也。凡血病哮喘、水肿、消渴人为大忌。盐

品颇多：江淮南北盐生于海，山西解州盐生于池，四川、云南盐生于井，戎盐生于土，光明盐或生于阶或山崖，或产于五原盐池。状若水晶，不假煎炼，一名水晶盐。石盐生于石，木盐生于树，蓬盐生于草。造化之妙，诚难穷矣。

## 急流水通

性速而趋下，通二便，风痹药宜之。昔有病小便闷者，众不能瘥。张子和易以急流之水煎前药，一饮而溲。时珍曰：天下之水，灭火濡枯则同。至于性从地变，质与物迁，未尝同也。

## 逆流回澜水宣

性逆而倒上，中风卒厥，宣吐痰饮之药宜之。

## 甘烂水补

用流水以瓢扬万遍，亦曰劳水。水性咸而重，劳之则甘而轻。仲景用煎伤寒劳伤等药，取其不助肾气而益脾胃也。

## 井泉水补

将旦首汲，曰井华水。出甃未放，曰无根水。无时初出，曰新汲水。解热闷烦渴。凡热病不可解者，新汲水浸青衣互熨之，妙。心闷汗出，新汲水蜜和饮，妙。煎补阴之药宜之。井以有地脉山泉者为上，从江湖渗来者次之。其城市近沟渠污秽者，咸而有碱，煮粥煎茶，味各有异，以之入药，其可无择乎？

## 百沸汤宣，助阳气

助阳气，行经络。汪颖曰：汤须百沸者佳。寇宗奭曰：患风冷气痹人，以汤淋脚至膝，厚覆取汗，然别有药，特假阳气而行耳。四时暴泻痢，四肢脐腹冷，坐深汤中，浸至膝上。生阳之药，无速于此。张从正曰：凡伤风寒、酒食，初起无药，便饮太和汤，或酸齑水，揉肚探吐，汗出即已。昂按：感冒风寒，而以热汤澡浴，亦发散之一法。故《内经》亦有可汤熨、可浴，及摩之浴之之文。《备急方》治心腹卒胀痛欲死，煮热汤以渍手足，冷即易之。

## 阴阳水一名生熟水。宣，和阴阳

治霍乱吐泻有神功。阴阳不和而交争，故上吐下泻而霍乱。饮此辄定者，分其阴阳，使和平也。按：霍乱有寒热二症，药中能治此者甚多，然未尝分别言之。仓卒患此，脉候未审，慎勿轻投偏热寒之剂。曾见有霍乱服姜汤而立毙者，惟饮阴阳水为最稳。霍乱邪在上焦则吐，邪在下焦则泻，邪在中焦则吐泻兼作，此湿霍乱，症轻易治。又有心腹绞痛，不得吐泻者，名干霍乱，俗名绞肠沙，其死甚速。古方用盐熬热，童便调饮，极为得治。勿与谷食，即米汤下咽亦死。

以沸汤半钟，井水半钟，和服。

## 黄齑水宣，涌吐

酸、咸。吐痰饮、宿食。酸苦涌泄为阴也。

## 露　水润肺

甘，平。止消渴。宜煎润肺之药。秋露造酒最清冽。百花上露，令人好颜色。霜杀物，露滋物，性随时异也。露能解暑，故白露降则处暑矣。疟必由于暑，故治疟药，露一宿服。

## 腊雪水泻热

甘，寒。治时行瘟疫。宜煎伤寒、火暍音谒，伤暑之药。抹痱良。

## 冰泻热

甘，寒。太阴之精，水极似土。伤寒阳毒、热甚昏迷者，以一块置膻中两乳中间良。解烧酒毒。陈藏器曰：盛夏食冰，与气候相反，冷热相激，却致诸疾。宋徽宗食冰太过，病脾疾，国医不效。杨介进大理中丸。上曰：服之屡矣。介曰：病因食冰，臣请以冰煎此药，治受病之源也。果愈。

## 地　浆泻热、解毒

甘，寒。治泻痢冷热、赤白，腹内热毒绞痛，解一切鱼肉菜果、药物、诸菌毒菌，音郡。生朽木湿地上。亦名蕈，音寻，上声及虫蜞入腹，如误食马蟥蜞入腹，生子为患，用地浆下之。中暍暑热卒死者。取道上热土围脐，令人尿脐中，以热土、大蒜等分，捣水去渣，灌之即活。

以新水沃黄土搅浊，再澄清用。凡跌打损伤，取净土蒸热，以布裹，更互熨之。勿大热，恐破肉。虽瘀血凝积，气绝欲死者亦活。宋神宗皇子病瘈疭，国医不能治。钱乙进黄土汤而愈。帝问其故，对曰：以土伏水，水得其平，风自止矣。

## 孩儿茶泻热、生津，涩，收湿

苦涩。清上膈热，化痰生津，止血收湿，定痛生肌。涂金疮口疮，蓬砂等分。阴疳痔肿。

出南番。云是细茶末，纳竹筒，埋土中，日久取出，捣汁熬成。块小润泽者上，大而枯者次之。

## 百草霜轻，止血、消积

辛，温。止血、鼻衄者，水调涂之。红见黑则止，水克火也。消积。治诸血病，伤寒阳毒发斑，疸膈疟痢，咽喉、口舌、白秃诸疮。时珍曰：皆兼取火化从治之义。

灶突上烟煤。

## 墨轻

辛，温。止血生肌。飞丝、尘芒入目，浓磨点之。点鼻止衄。猪胆汁磨，涂诸痈肿。醋磨亦可。酒磨服，治胞胎不下。

## 伏龙肝重，调中、止血、燥湿、消肿

辛，温。调中止血，去湿消肿。治欬逆反胃，吐衄崩带，尿血遗精，肠风痈肿，醋调涂。脐疮、研敷。丹毒，腊月猪脂或鸡子白调敷。催生下胞。《博救方》：子死腹中，水调三钱服，其土当儿头上戴出。

釜心多年黄土，一云灶额内火气，积久结成如石，外赤中黄。研细，水飞用。

### 碱一作硷。泻，磨积、去垢

辛、苦涩，温。消食磨积，去垢除痰。治反胃噎膈，点痣黡疣赘。与圹灰等分，用小麦秆灰汁，煎干为末。挑破痣，三点即瘥。发面、浣衣多用之。

取蒿蓼之属，浸晒烧灰，以原水淋汁，每百斤入粉面二三斤，则凝淀如石。

## 禽兽部

### 鸡补

属巽属木。故动风。其肉甘温，补虚温中。日华曰：黑雌鸡补产后虚劳。马益卿曰：妊娠宜食牡鸡，取阳精之全于天也。崔行功曰：妇人产死，多是富贵扰攘，致产妇惊乱故耳。屏人静产，更烂煮牡鸡汁，作粳米粥与食，自然无恙。鸡汁性滑而濡，不食其肉，恐难化也。俗家每产后即食鸡啖卵，壮者幸无事，弱者因而致疾矣。龚云林曰：四五年老母鸡，取汤煮粥食，能固胎。

鸡冠居清高之分，其血乃精华所聚，雄而丹者属阳，故治中恶惊忤。以热血沥口、涂面、吹鼻，良。本乎天者亲上，故涂口眼㖞邪。用老者，取其阳气充足也。能食百虫，故治蜈蚣、蚯蚓、蜘蛛咬毒。

**鸡子**　甘平。镇心，安五脏，益气补血，清咽开音，散热定惊，止嗽止痢，醋煮食，治赤白久痢。利产安胎。胞衣不下者，吞卵黄二三枚，解发刺喉，令吐，即下。多食令人滞闷。

哺雏蛋壳[①]细研，麻油调，搽痘毒神效。

**鸡肫皮**一名鸡内金，一名胜胵，音皮鸱　甘，平，性涩。鸡之脾也。能消水谷，除热止烦，通小肠、膀胱。治泻痢便数，遗溺溺血，崩带肠风，膈消反胃，小儿食疟。男用雌，女用雄。

**鸡矢醴**　微寒。下气消积，利大小便，《内经》用治蛊胀。腊月取雄鸡屎白收之。醋和，涂蚯蚓、蜈蚣咬毒。合米炒，治米癥。

## 乌骨鸡补虚劳

甘，平。鸡属木，而骨黑者属水，得水木之精气，故能益肝肾，退热补虚。治虚劳消渴，下痢噤口，煮汁益胃。带下崩中，肝肾血分之病。鬼卒击死者，用其血涂心下效。《睽车志》：夏侯弘捉得一小鬼，问所持何物，曰：杀人以此矛戟，中心腹者，无不辄死。弘曰：治此有方否？鬼曰：以乌鸡薄之即瘥。

骨肉俱黑者良。舌黑者骨肉俱黑。男用雌，女用雄。女科有乌鸡丸，治百病。

## 鸭补阴

甘，冷。入肺肾血分，滋阴补虚，除蒸止嗽，利水道，治热痢。

---

① 哺雏蛋壳：即孵出小鸡后的蛋壳。

白毛乌骨者，为虚劳圣药，取金肃水寒之象也。葛可久有白凤膏。老者良。酒或童便煮。

**热血** 解金银、丹石、砒霜百毒，及中恶、溺死者。

**卵** 甘、咸，微寒。能滋阴，除心腹膈热。盐藏食，良。

## 五灵脂 宣，行血、止痛

甘温纯阴，气味俱厚。入肝经血分。通利血脉，散血和血，血闭能通，生用。经多能止。炒用。治血痹血积，血眼血痢，肠风崩中，一切血病，《图经》云：血晕者，半炒半生，水服一钱。心腹血气，一切诸痛。又能除风化痰，杀虫消积。诸痛皆属于木，诸虫皆生于风。治惊痫疟疝，蛇蝎蜈蚣伤。血虚无瘀者忌用。五灵脂一两，雄黄五钱，酒调服，滓敷患处，治毒蛇咬伤。李仲南曰：五灵脂治崩中，非正治之药，乃去风之剂。冲任经虚，被风袭伤营血，以致崩中暴下。与荆芥、防风治崩义同。方悟古人识见深远如此。时珍曰：此亦一说，但未及肝虚血滞，亦自生风之意。按：冲为血海，任主胞胎。任脉通，冲脉盛，则月事以时下，无崩漏之患，且易有子。

北地鸟，名寒号虫矢也。即曷旦鸟。夜鸣求旦，夏月毛采五色，鸣曰“凤凰不如我”。冬月毛落，忍寒而号，曰“得过且过”。高士奇曰：《月令》仲冬之月，鹖鴠不鸣。似与寒号之名未协。黑色，气甚臊恶，糖心润泽者真。研末酒飞，去砂石用。行血宜生，止血宜炒。恶人参。

**夜明砂**一名天鼠矢。泻，散血、明目

辛，寒。肝经血分药。活血消积。治目盲障翳，加石决明、猪肝煎，名决明夜灵散，治鸡盲眼。疟魃音奇，小儿鬼惊疳，蝙蝠及矢，并治惊疳疟痈、厥阴之病。血气腹痛。《经疏》曰：辛能散内外滞气，寒能除血热气壅。明目之外，余皆可略。吴鹤皋曰：古人每用虻虫、水蛭治血积，以其善吮血耳。若天鼠矢，乃食蚊而化者也，当亦可以攻血积。《本草》称其下死胎，则其能攻血块也何疑？同鳖甲烧烟辟蚊。

蝙蝠矢也，食蚊，砂皆蚊眼，故治目疾。淘净焙用。恶白微、白敛。

**猪**脏腑引经

水畜，咸，寒。心血：用作补心药之向导，盖取以心归心、以血导血之意。《延寿丹书》曰：猪临杀，惊气入心，绝气归肝，皆不可多食。

**尾血**　和龙脑冰片，治痘疮倒靥。能发之，时珍曰：取其动而不息。亦有用心血者。

**肝**　主藏血，补血药用之。入肝明目。雄者良。同夜明砂作丸，治雀目。雀目者，夜不能睹，湿痰及肝火盛也。

**肺**　补肺。治肺虚咳嗽。咳血者，蘸薏仁末食。

**肚**　入胃健脾。仲景治消渴，有黄连猪肚丸：用雄猪肚一枚，入黄连末五两，栝蒌根、白粱米各四两，知母三两，麦冬二两，缝定蒸熟，丸如梧子大，每服三十丸，米饮下。《直指方》：治小儿疳热，黄连五两，入猪肚蒸烂，饭丸，米饮下，仍服调血清心药佐之。且曰：小儿之病，非疳即热，尝须识此。

**肾**　咸冷而通肾。治腰痛耳聋。日华曰：补水脏，暖腰膝。又曰：久食令人少子。孟诜曰：久食令人肾虚。李时珍韪之，谓其咸冷能泻肾气也。昂按：枸杞、玄参、知母、黄柏，性皆寒而能补肾。猪肾乃肉食，何独泻肾若斯之酷也？古今补腰肾药，用猪肾者颇多，未见作害。大抵诸家食忌，不可尽信。《琐碎录》：猪肾一对，童便二分，酒一分，瓦罐煨，五更食之，治劳瘵，一月愈。《经验后方》：猪肾、枸杞叶、豉汁，入葱、椒、盐作羹，治阴痿羸瘦。

**肠**　入大肠，治肠风血痢。《奇效方》：治脏毒，有脏连丸。

**胆汁**　苦入心，寒胜热，滑润燥。泻肝胆之火，明目杀疳，沐发光泽。醋和，灌谷道，治大便不通。仲景治阳明症内无热者，便虽秘，勿攻。故用胆汁外导之法，不欲以苦寒伤胃腑也。成无己曰：仲景治厥逆无脉，用白通汤加猪胆汁。盖阳气大虚，阴气内胜，纯与阳药，恐阴气格拒不得入，故加猪胆汁，苦入心而通脉，寒补肝而和阴，不致格拒也。昂按：此即热因寒用之义。浴初生小儿，永无疮疥。

**猪脬**亦作胞　治遗溺疝气，用作引经。

**猪脂**　甘，寒。凉血润燥，行水散风，解毒，《千金方》：凡中恶及牛肉毒，百兽肝毒，服猪脂一斤佳。杀虫，故疮药多用之。利肠，能通大便，退诸黄。滑产。煎膏药，主诸疮。腊月者佳。古方用之最多，治咳嗽亦用之。

**猪蹄**　煮汤，通乳汁，加通草二两佳。洗败疮。

**悬蹄甲**　治寒热痰喘，痘疮入目，五痔肠痈。古人有用左甲者，有用后甲者。

**猪肉**　反黄连、乌梅、桔梗，犯之泻痢。时珍曰：方有脏连丸，黄连猪肚丸，岂忌肉而不忌脏腑乎？昂按：《别录》云：猪肉闭血脉，弱筋骨，虚人肌，不可久食。陶弘景曰：猪为用最多，唯肉不可食。孙思邈曰：久食令人少子，发宿病、筋骨碎痛之气。孟诜曰：久食杀药，动风发疾。韩懋曰：凡肉皆补，惟猪肉无补。李时珍曰：南猪味厚汁浓，其毒尤甚。若将为大禁者然。然今人终日食肉，内滋外腴，子孙蕃衍，未见为害若斯之甚也。又曰：合黄豆、荞麦、葵菜、生姜、胡荽、吴茱、牛肉、羊肝、龟、鳖、鲫鱼、鸡子食之，皆有忌。然肴馔中合食者多，未见丝毫作害也。大抵肉能补肉，其味隽永，食之润肠胃，生精液，丰肌体，泽皮肤，固其所也。惟多食则助热生痰，动风作湿，伤风寒及病初起人为大忌耳。先王教民畜牧，养彘为先，岂故为是以厉民欤？明太祖释家字之义，亦曰无豕不成家。诸家之说，稽之于古则无徵，试之于人则不验，徒令食忌不足取信于后世而已。伤寒忌之者，以其补肌固表，油腻缠粘，风邪不能解散也。病初愈忌之者，以肠胃久枯，难受肥浓厚味也。又按：猪肉生痰，惟风痰、湿痰、寒痰忌之。如老人燥痰干咳，更须肥浓以滋润之，不可执泥于猪肉生痰之说也。

## 犬　肉补虚寒

酸而咸温。暖脾益胃，脾胃暖则腰肾受荫矣。补虚寒，助阳事。两肾、阴茎尤胜。

黄者补脾，黑者补肾。畏杏仁，忌蒜。道家以为地厌。黄犬血，酒服二碗，治肠痈。

## 羊　肉补虚劳

甘，热，属火。补虚劳，益气血，壮阳道，开胃健力，通气发疮。仲景治虚羸蓐劳，有当归羊血汤。《十剂》

曰：补可去弱，人参、羊肉之属是也。东垣曰：人参补气，羊肉补形。凡味同羊肉者，皆补血虚，阳生则阴长也。

**青羊肝** 苦寒，苏颂曰温。色青。补肝而明目。肝以泻为补。羊肝丸，治目疾加黄连。

**胆** 苦，寒。点风泪眼，赤障白翳。腊月入蜜胆中，纸套笼住，悬檐下，待霜出，扫取点眼。又入蜜胆中蒸之，候干，研为膏，每含少许，或点之。名二百味草花膏。以羊食百草，蜂采百花也。时珍曰：肝窍开于目，胆汁减则目暗。目者肝之外候，胆之精华也，故诸胆皆治目病。

**胫骨** 入肾而补骨。烧灰擦牙良。时珍曰：羊胫骨灰可以磨镜，羊头骨可以消铁。误吞铜钱者，胫骨三钱，米饮下。

**羊血** 解金银、丹石、砒、硫一切诸毒。

**乳** 甘，温。补肺肾虚，润胃脘、大肠之燥。治反胃消渴，口疮舌肿，含漱。蜘蛛咬伤。有浑身生丝者，饮之瘥。

肉、肝，青羖羊良；胆，青羯羊良；乳，白羜羊良。骨煅用。反半夏、菖蒲，忌铜器。牡羊曰羖、曰羝，去势曰羯，子曰羔，羔五月曰羜。

## 牛　肉补脾土

甘，温，属土。安中补脾，益气止渴。倒仓法：用牡黄牛肉二十斤，洗净，煮为糜，滤去渣，熬成琥珀色。前一晚不食，至日，空腹坐密室，取汁，每饮一钟，少时又饮。积数十钟，身体觉痛。如病在上则吐，在下则利，在中则吐而利。利后必渴，即饮己溺数碗，以涤余垢。饥倦先与米饮，二日与淡粥，次与厚粥软饭，将养一月，而沉疴悉安矣。须断房事半年，牛肉五年。丹溪曰：牛，坤土；黄，中色；肉，胃药；液，无形之物也。积聚既久，回薄肠胃曲折之处，岂铢两丸散所能窥犯乎？肉液充满流行，无处不到，如洪水泛涨，一切凝滞，皆顺流而去矣。此方传于西域异人，中年后行一二次，亦却疾养寿之一助也。王纶曰：牛肉补中，非吐下药。借补为泻，因泻为补，亦奇方也。丹溪治林德方咳而咯血，谓肺壅非吐不可，血耗非补不可，惟倒仓二法兼备，服之而愈。又治萧伯善便浊滑精，亦用倒仓法而愈。又治许文懿公病心痛，用燥药、灵丹、艾灸杂治，数年不效，自分为废人。丹溪先以防风通圣散下其积滞，而病稍起，思食，然两足难移。次年行倒仓法，节节应手，复生子，活十四年。又临海林兄久嗽吐红，发热消瘦，众以为瘵，百方不应。丹溪脉之，两手弦数，日轻夜重，计无所出。时冬月也，以倒仓法而安，次年生子。

**牛乳** 味甘，微寒。润肠胃，解热毒，补虚劳。治反胃噎膈。胃槁胃冷，脾不磨食，故气逆而成反胃。气血不足，其本也；曰痰饮，曰食积，其标也。胃槁者，滋血生津；胃冷者，温中调气。东垣曰：上焦吐者由乎气，治在和中而降气；中焦吐者由乎积，治在行气而消积；下焦吐者由乎寒，治在温中而散寒。丹溪曰：反胃噎膈，大便燥结，宜牛羊乳时时咽之，兼服四物汤为上策。不可服人乳，人乳有五味之毒，七情之火也。昂按：噎膈不通，服香燥药取快一时，破气而燥血，是速其死也。不如少服药，饮牛乳加韭汁，或姜汁，或陈酒为佳。江南臬司多公患噤口痢，粒米不进，郑奠一令服牛乳，久之亦瘥。

**白水牛喉** 治反胃吐食，肠结不通。除两头，去脂膜，醋浸炙末，每服一钱，陈米饮下。

酥、酪、醍醐，皆牛羊乳所作，滋润滑泽，宜于血热枯燥之人。

**牛胆** 内石灰于内，悬挂风处百日，治金疮良。

## 牛黄 泻热、利痰、凉惊

甘，凉。牛有病，在心、肝、胆之间凝结成黄，故还以治心、肝、胆之病。《经疏》云：牛食百草，其精华凝结成黄，犹人之有内丹。故能散火消痰解毒，为世神物。或云牛病乃生黄者，非也。清心解热，利痰凉惊，通窍辟邪。治中风入脏，惊痫口噤，心热则火自生焰，肝热则木自生风。风火相搏，胶痰上壅，遂致中风不语。东垣曰：中脏宜之。风中腑及血脉者用之，反能引风入骨，如油入面。按：中风中脏者重，多滞九窍；中腑稍轻，多著四肢。若外无六经形症，内无便溺阻隔，为中经络，为又轻。初宜顺气开痰，继宜养血活血，不宜专用风药。大抵五脏皆有风，而犯肝者为多。肝属风木而主筋，肝病不能营筋，故有舌强口噤，㖞斜瘫痪，不遂不仁等症。若口开为心绝，手撒为脾绝，眼合为肝绝，遗尿为肾绝，吐沫鼻鼾为肺绝。发直头摇、面赤如妆、汗缀如珠者，皆不治。若止见一二症，犹有可治者。小儿百病。皆胎毒痰热所生。儿初生时未食乳，用三五厘，合黄连、甘草末蜜调，令咂之良。发痘堕胎。善通窍。

牛有黄，必多吼唤，以盆水承之，伺其吐出，迫喝即堕水，名生黄，如鸡子黄大，重叠可揭。轻虚气香者良。观此则非病，乃生黄矣。杀死，角中得者名角黄。心中者名心黄，肝胆中者名肝胆黄。成块成粒，总不及生者。但磨指甲上，黄透甲者为真。骆驼黄极易得，能乱真。得牡丹、菖蒲良。聪耳明目。人参为使，恶龙骨、龙胆、地黄、常山。

## 白马溺泻，杀虫、消癥

辛，寒。杀虫，破癥积，治反胃。祖台之《志怪》云：昔有人与奴皆患心腹痛病，奴死，剖之得一鳖，尚活。以诸药投口中，不死。有人乘白马观之，马溺堕鳖而鳖缩，遂以灌之，即化成水。主乃服马溺而愈。

## 驴　溺泻，杀虫

辛，寒。杀虫，治反胃噎膈。须热饮之。张文仲《备急方》曰：昔患反胃，奉敕调治，竟不能疗。一卫士云；服驴尿极验。遂服二合，只吐一半，再服二合，食粥便定。宫中患反胃者五六人，同服之，一时俱瘥。

## 阿　胶平补而润

甘，平。清肺养肝，滋肾益气，肺主气，肾纳气。和血补阴，肝主血，血属阴。除风化痰，润燥定喘，利大小肠。治虚劳咳嗽，肺痿吐脓，吐血衄血，血淋血痔，肠风下痢，伤暑伏热成痢者，必用之。妊娠血痢尤宜。腰痠骨痛，血痛血枯，经水不调，崩带胎动，或妊娠下血，酒煎服。痈疽肿毒及一切风病。泻者忌用。大抵补血与液，为肺、大肠要药。寇宗奭曰：驴皮煎胶，取其发散皮肤之外。用乌者，取其属水以制热则生风之义，故又治风也。陈自明曰：补虚用牛皮胶，去风用驴皮胶。杨士瀛曰：小儿惊风后，瞳人不正者，以阿胶倍人参服最良。阿胶育神，人参益气也。按：阿井乃济水伏流，其性趋下，用搅浊水则清，故治瘀浊及逆上之痰也。

用黑驴皮、阿井水煎成。苏颂曰：《本经》阿胶亦用牛皮，是二胶可通用。牛皮胶制作不精，故不堪用。以黑光带绿色、夏月不软者真。剉炒成珠，或面炒、蛤粉炒、去痰。蒲黄炒、止血。酒化、水化、童便和用。得火良，山药为使，畏大黄。



## 黄明胶即牛皮胶。补虚

甘，平。功与阿胶相近，亦可代用。同葱白煮服，通大便。李时珍曰：真阿胶难得，牛皮胶亦可权用。其性味皆平补，宜于虚热之人。张仲景治泻痢，好胶与黄连、黄蜡并用。陈藏器曰：诸胶皆能疗风，补虚止泄，驴皮主风为最。《经验方》曰：痈疽初起，酒顿黄明胶四两，服尽，毒不内攻。《唐氏方》加穿山甲四片，烧存性用。昂谓此方若验，胜于服蜡矾丸也。

## 虎　骨宣，去风、健骨

味辛，微热。虎属金而制木，故啸则风生。追风健骨，定痛辟邪。治风痹拘挛疼痛，惊悸癫痫，犬咬骨鲠。为末，水服。犬咬，敷患处。以头骨、胫骨良。虎虽死，犹立不仆，其气力皆在前胫。时珍曰：凡辟邪疰，治惊痫、瘟疟、头风，当用头骨。治手足风，当用胫骨。治腰脊风，当用脊骨。各从其类也。

虎肚：治反胃。取生者，存滓秽勿洗，新瓦固煅存性，为末，入平胃散一两，每服三钱，效。昂按：虎肚丸宜于食膈，若寒膈、气膈、血膈、痰膈，恐难见功。

虎睛为散，竹沥下，治小儿惊痫夜啼。

## 犀　角泻心胃大热

苦、酸、咸，寒。凉心泻肝，清胃中大热，祛风利痰，辟邪解毒。治伤寒时疫，发黄发斑，伤寒下早，热乘虚入胃则发斑；下迟，热留胃中亦发斑。吐血下血，蓄血谵狂，痘疮黑陷，消痈化脓，定惊明目。妊妇忌之。能消胎气。时珍曰：五脏六腑，皆禀气于胃。风邪热毒，必先干之；饮食药物，必先入胃。角，犀之精华所聚，足阳明胃药也，故能入阳明，解一切毒，疗一切血，及惊狂斑痘之症。《抱朴子》云：犀食百草之毒及棘，故能解毒。饮食有毒，以角搅之，则生白沫。

乌而光润者胜，角尖尤胜。鹿取茸，犀取尖，其精气尽在是也。现成器物，多被蒸煮，不堪入药。入汤剂磨汁用，入丸散剉细。纸裹纳怀中，待热捣之立碎。《归田录》云：人气粉犀。升麻为使，忌盐。

## 羚羊角泻心肝火

苦、咸，微寒。羊属火，而羚羊属木，入足厥阴肝、手太阴、少阴肺、心经。目为肝窍，此能清肝，故明目去障。肝主风，其合在筋，此能祛风舒筋，故治惊痫搐搦，骨痛筋挛。肝藏魂，心主神明，此能泻心肝邪热，故治狂越僻谬，梦魇惊骇。肝主血，此能散血，故治瘀滞恶血，血痢肿毒。相火寄于肝胆，在志为怒，《经》曰：大怒则形气绝，而血菀于上。【菀，同郁。】此能下气降火，故治伤寒伏热，烦懑气逆，食噎不通。羚之性灵，而精在角，故又辟邪而解诸毒。昂按：痘科多用以清肝火，而《本草》不言治痘。

出西地。似羊而大，角有节，最坚劲，能碎金刚石与貘骨。貘，音麦，能食铁。夜宿防患，以角挂树而栖。角有挂纹者真。一边有节而疏，乃山驴、山羊，非羚也。多两角，一角者胜。剉研极细，或磨用。



## 鹿　茸 大补阳虚

甘，温，一云咸热。纯阳。生精补髓，养血助阳，强筋健骨。治腰肾虚冷，《百一方》：鹿角屑熬黄为末，酒服，主腰脊虚冷刺痛。四肢酸痛，头眩眼黑，崩带遗精，一切虚损劳伤，惟脉沉细、相火衰者宜之。

鹿角初生，长二三寸，分歧如鞍，红如玛瑙，破之如朽木者良。太嫩者，血气未足，无力。酥涂微炙用，不涂酥则伤茸。或酒炙。不可嗅之，有虫恐入鼻颡。猎人得鹿，絷之取茸，然后毙鹿，以血未散故也。最难得不破、未出血者。沈存中《笔谈》云：凡含血之物，肉易长，筋次之，骨最难长。故人二十岁，骨髓方坚。麋、鹿角无两月长至二十余斤，凡骨之长，无速于此，草木亦不及之。头为诸阳之会，锺于茸角，岂与凡血比哉！○鹿，阳兽，喜居山；麋，阴兽，喜居泽。麋似鹿，色青而大。皆性淫，一牡辄交十余牝。麋补阴，鹿补阳，故冬至麋角解，夏至鹿角解也。麋、鹿茸角，罕能分别。雷敩曰：鹿角胜麋角。孟诜、苏恭、苏颂，并云麋茸、麋胶胜于鹿。时珍曰：鹿补右肾精气，麋补左肾血液。

鹿角：咸，温。生用则散热行血，消肿，醋磨，涂肿毒。为末酒服，治折伤。《医馀》曰：有臁疮赤肿而痛，用黄柏凉药久不愈者，却当用温药，加鹿角灰、发灰、乳香之类。

此阴阳寒暑往来之理也。辟邪，治梦与鬼交。酒服一撮，鬼精即出。能逐阴中邪气恶血。炼霜熬膏，则专于滋补。时珍曰：鹿仍仙兽，纯阳多寿，能通督脉。又食良草，故其角、肉食之，有益无损。鹿，一名斑龙。西蜀道士尝货斑龙丸，歌曰：尾闾不禁沧海竭，九转灵丹都漫说。惟有斑龙顶上珠，能补玉堂关下穴。盖用鹿茸与胶、霜也。

造胶、霜法：取新角寸截，河水浸七日，刮净，桑火煮七日，入醋少许，取角捣成霜用。其汁加无灰酒熬成膏用。畏大黄。鹿峻，鹿相交之精也。设法取之，大补虚劳。

## 麝　香宣，通窍

辛，温，香窜。开经络，通诸窍，透肌骨，暖水脏。治卒中诸风诸气，诸血诸痛，痰厥惊痫，严用和云：中风不醒者，以麝香、清油灌之，先通其关。东垣曰：风病在骨髓者宜之。若在肌肉用之，反引风入骨，如油入面。时珍曰：严氏言风病必先用，东垣谓必不可用，皆非通论。若经络壅闭，孔窍不利者，安得不用为引导以开通之耶？但不可过耳。昂按：据李氏之言，似仍以严说为长。《广利方》中恶客忤垂死，麝香一钱，醋和灌之。癥瘕瘴疟，鼻窒耳聋，目翳阴冷。辟邪解毒，杀虫堕胎。坏果败酒，治果积、酒积。东垣曰：麝香入脾治肉，牛黄入肝治筋，冰片入肾治骨。

研用。凡使麝香，用当门子尤妙。忌蒜。不可近鼻，防虫入脑。麝见人捕之，则自剔出其香为生香，尤难得。其香聚处，草木皆黄。市人或搀荔枝核伪之。

## 熊　胆泻热

苦寒。凉心平肝，明目杀虫。治惊痫五痔。涂之取瘥。

通明者佳。性善辟尘。扑尘水上，投胆少许，则豁然而开。

## 象　皮外用敛金疮

象肉壅肿，以刀刺之，半日即合。治金疮不合者，用其皮灰，亦可以熬膏入散。

象胆亦能辟尘，与熊胆同功。

## 獭　肝补肝肾、杀传尸虫

甘咸而温。益阴补虚，杀虫止嗽，治传尸鬼疰有神功。尸疰、鬼疰，乃五疰之一，变动有三十三种，乃至九十九种。其症使人寒热，沉沉默默，不知病之所苦，而无处不恶。死后传人，乃至灭门。古方有獭肝丸：獭肝烘干，炙为末，水服二钱，日二次，以瘥为度。

诸肝皆有叶数，惟獭肝一月一叶，其间又有退叶，须于獭身取下，不尔多伪。吴鹤皋曰：獭，阴物，昼伏夜出，故治鬼疰。昂谓不然，缘其肝独异于他兽也。

## 猬　皮泻，凉血

苦，平。治肠风泻血，五痔、烧末，油调敷，水服亦佳。阴肿。脂滴耳中治聋。胆点痘后风眼。

似鼠而圆大，褐色，攒毛，外刺如栗房。煅黑存性用。

### 兔　屎一名明月砂。宣，明目、杀虫

杀虫明目。治痨瘵五疳，痘后生翳。

兔肝泻肝热，故能明目。

兔肉治消渴。《海上方》：澄汁冷饮。小儿食之稀痘疮。陶弘景曰：孕妇食之，令儿缺唇。保寿堂兔血丸，令小儿永不出痘，虽出亦稀。腊八日取生兔刺血，和荞麦面，加雄黄四五分，和丸绿豆大。初生小儿，乳汁送下二三丸，遍身发出红点，此其验也。

### 豭鼠矢宣，调阴阳

甘而微寒。治伤寒劳复发热，男子阴易腹痛。妇人伤寒初愈，即与交接，毒中男人，名阴易。若女人与伤寒男子交者，名阳易。《活人》有鼠矢汤。

两头尖者，为雄鼠屎。

**鼠胆**　明目。汁滴耳中，治三十年老聋。陶弘景曰：鼠胆随死辄消，不易得也。

**鼠肉**　治儿疳鼠瘘。河间曰：鼠性善穿，而治疮瘘，因其性为用也。

## 鳞介鱼虫部

### 龙　骨涩精，固肠、镇惊

甘涩，微寒。入手足少阴、心肾。手阳明、大肠。

足厥阴。肝经。能收敛浮越之正气，涩肠益肾，安魂镇惊，辟邪解毒。治多梦纷纭，惊痫疟痢，吐衄崩带，遗精脱肛，大小肠利，固精止汗，定喘、气不归元则喘。敛疮，皆涩以止脱之义。《十剂》曰：涩可去脱，牡蛎、龙骨之属是也。

白地锦纹，舐之粘舌者良。人或以古圹灰伪之。酒浸一宿，水飞三度用。或酒煮、酥炙、火煅，亦有生用者。又云水飞，晒干，黑豆蒸过用。否则着人肠胃，晚年作热。忌鱼及铁，畏石膏、川椒，得人参、牛黄良。许洪曰：牛黄恶龙骨，而龙骨得牛黄更良，有以制伏也。

## 龙　齿涩，镇惊

涩，凉。镇心安魂。治大人痉癫狂热，小儿五惊十二痫。《卫生宝鉴》曰：龙齿安魂，虎睛定魄。龙属木，主肝，肝藏魂；虎属金，主肺，肺藏魄也。治同龙骨。

## 鲤　鱼通，行水

甘，平。下水气，利小便，治咳逆上气，脚气黄疸，妊娠水肿。古方治水肿，有鲤鱼汤、鲤鱼炙。刘河间曰：鲤之治水，鸭之利水，所谓因其气相感也。骨烧灰，疗鱼骨鲠。

## 鲫　鱼补土、和胃

甘，温。诸鱼属火，独鲫属土。土能制水，故有和胃、实肠、行水之功。作鲙食，治脚气及上气。

忌麦冬、芥菜、沙糖、猪肝。

### 石首鱼补，调胃

甘，平。开胃消食，治暴痢腹胀。《菽园杂记》曰：痢疾最忌油腻生冷，惟白鲞相宜。以其无脂不腻，而能消宿食、理肠胃也。

即干白鲞鱼。首中有石，故名。石治石淋。昂按：今人多以石首鱼鳔合破故纸等药为丸，名鱼鳔丸，云暖精种子，而《本草》全未之及，何也？

### 青鱼胆泻热、治目疾

苦，寒，色青。入肝胆。治目疾，点眼消赤肿障翳，咽津吐喉痹痰涎，涂火热疮，疗鱼骨鲠。

腊月收阴干。

### 鳢鱼胆泻热

凡胆皆苦，惟鳢鱼胆甘。昂按：味终带苦。喉痹将死者，点入即瘥，病深者水调灌之。

俗名乌鱼，即七星鱼。首有七星，夜朝北斗，道家谓之水厌。雁为天厌，犬为地厌。《卫生歌》云：雁行有序犬有义，黑鱼拱北知臣礼。人无礼义反食之，天地鬼神皆不喜。杨拱《医方摘要》云：除夕黄昏时，取大黑鳢鱼一尾，小者二三尾，煮汤浴儿，遍身七窍俱到，能免出痘。不可嫌腥，而以清水洗去也。如不信，留一手或一足不洗，遇出痘时，不洗处痘必多。此乃异人所传，不可轻易。《食医心镜》：鳢鱼一斤以上，和冬瓜、葱白作羹，治十种水气。

## 鳝 鱼宣，去风

甘，温。补五脏，除风湿。

尾血疗口眼㖞斜。和少麝香，左㖞涂右，右㖞涂左，正即洗去。《千金》云：鳖血、鸡冠血和伏龙肝，并治口㖞。滴耳治耳痛，滴鼻治鼻衄，点目治痘后生翳。时珍曰：鳝善穿穴，与蛇同性，故能走经络，疗风邪及诸窍之病。风中血脉，用血主之，从其类也。

## 鳗 鲡补虚、杀虫

甘，平。去风杀虫。按：虫由风生，故风字从虫。治骨蒸劳瘵，湿痹风瘙，阴户蚀痒。皆有虫。张鼎云：其骨烧烟，蚊化为水，熏竹木，辟蛀虫。置衣箱，辟诸蠹。补虚损。有病瘵者，相染已死数人。乃取病者钉之棺中，弃于流水，永绝传染。渔人异之，开视，见一女子尚活，取置渔舍，多食鳗鲡，病愈，遂以为妻。《圣惠方》：鳗鲡淡炙食，治诸虫心痛，多吐，冷气上攻满闷。

## 蚺音髯蛇胆泻热、明目、护心

蚺禀己土之气，胆属甲乙风木，气寒有小毒，其味苦而带甘。凉血明目，疗疳杀虫，主厥阴、太阴肝木、脾土之病。

肉极腴美，主治略同。取胆粟许置水上，旋行极速者真。胆上旬近头，中旬近心，下旬近尾。能护心止痛，受杖时噙之，杖多不死。

## 白花蛇宣，祛风湿

甘、咸而温。蛇善行数蜕，如风之善行数变。花蛇又食石南，食石南藤花叶。石南辛苦治风。故能内走脏腑，外彻皮肤，透骨搜风，截惊定搐。治风湿瘫痪，大风疥癞。《开宝本草》云：治中风口面㖞斜，半身不遂。《经疏》云：前症定缘阴虚血少、内热而发，与得之风湿者殊异。白花蛇非所宜也，宜辨。○凡服蛇酒药，切忌见风。

出蕲州。龙头虎口，黑质白花，胁有二十四方胜，腹有念珠斑，尾有佛指甲，虽死而眼光不枯。他产则否。头尾有毒，各去三寸。亦有单用头尾者。酒浸三日，去尽皮骨。大蛇一条，只得净肉四两。

## 乌梢蛇宣，去风湿

功用同白花蛇，而性善无毒。

性善不噬物。眼光至死不枯，以尾细能穿百钱者佳。重七钱至一两者为上，十两至一镒者中，大者力减。去头与皮骨，酒煮或酥炙用。

## 蛇　蜕轻，宣，去风毒

甘、咸，无毒。甄权：有毒。性灵而能辟恶，故治鬼魅蛊毒。性窜而善去风，故治惊痫风疟，重舌、《圣惠方》烧末敷。喉风。性毒而能杀虫，故治疥癣恶疮，疔肿痔漏。属皮而性善蜕，故治皮肤疮疡，产难目翳。

用白色如银者，皂荚水洗净，或酒、或醋、或蜜浸，炙黄用，或烧存性，或盐泥固煅，各随本方。

## 海狗肾一名腽肭脐。补肾、助阳

甘、咸，大热。补肾助阳。治虚损劳伤，阴痿精冷，功近苁蓉、锁阳。

出西番，今东海亦有之。似狗而鱼尾。置器中长年湿润，腊月浸水不冻。置睡犬旁，犬惊跳者为真。或曰：连脐取下，故名脐。或曰：乃腽肭兽之脐也。昂按：两名不类，恐一是海鱼之肾，一是山兽之脐也。《纲目》以此条入兽部。

## 穿山甲一名鲮鲤。宣、通经络

咸，寒，善窜，喜穿山。专能行散，通经络，达病所，某处病，用某处之甲，更良。入厥阴、阳明。肝、胃。治风湿冷痹，通经下乳，消肿溃痈，止痛排脓，和伤发痘，元气虚者慎用。风疟疮科为要药。以其穴山寓水，故能出入阴阳，贯穿经络，达于营分，以破邪结，故用为使。以其食蚁，又治蚁瘘。漏也，音间，亦音漏。有妇人项下忽肿一块，渐延至颈。偶刺破，出水一碗，疮久不合。有道人曰：此蚁漏也，缘饭中误食蚁得之。用穿山甲，烧存性，为末，敷之立愈。刘伯温《多能鄙事》云：油笼渗漏，刮甲里肉靥投入，自至漏处补住。《永州记》曰：不可于堤岸杀之，恐血入土，则岸堤渗漏。观此二说，其性之走窜可知矣。痈疡已溃者忌服。

如鼍而短，似鲤有足。尾甲力更胜。或生或烧，酥炙、醋炙、童便炙、油煎、土炒，随方用。

### 海螵蛸一名乌贼骨。宣，通经络，祛寒湿

咸走血，温和血。入肝肾血分。通血脉，祛寒湿，治血枯、《内经》血枯，治之以乌鲗骨。血瘕，血崩血闭，腹痛环脐，阴蚀肿痛，烧末酒服。疟痢疳虫，目翳泪出，聤耳出脓，性能燥脓收水，为末，加麝少许，掺入。厥阴、少阴肝肾经病。

出东海。亦名墨鱼。腹中有墨，书字逾年乃灭。常吐黑水，自罩其身，人即于黑水处取之。取骨，血卤浸，炙黄用。恶附子、白及、白敛。能淡盐。

### 龟　板补阴、益血

甘，平，至阴，属金与水。补心益肾，滋阴资智。性灵，故资智通心，益肾以滋阴。治阴血不足，劳热骨蒸，腰脚痠痛，久泻久痢，能益大肠。久嗽痎疟，老疟也。或经数年，中有痞块，名疟母。癥瘕崩漏，五痔产难，为末酒服，或加芎、归、煅发。阴虚血弱之症。益阴清热，故治之。时珍曰：龟、鹿皆灵而寿。龟首常藏向腹，能通任脉，故取其甲，以补心、补肾、补血，以养阴也。鹿首常返向尾，能通督脉，故取其角，以补命、补精、补气，以养阳也。昂按：《本草》有鹿胶而不及龟胶，然板不如胶，诚良药也。合鹿胶，一阴一阳，名龟鹿二仙膏。

大者良。上下甲皆可用。酥炙，或酒炙、猪脂炙，煅灰用。洗净捶碎，水浸三日用。桑柴熬膏良。自死败龟尤良，得阴气更全也。恶人参。

**龟尿**　走窍透骨，染须发，治哑聋。以镜照之，龟

见其影，则淫发而尿出。或以猪鬃、松毛刺其鼻，尿亦出。

## 鳖　甲 补阴、退热

咸，平，属阴，色青入肝。治劳瘦骨蒸，往来寒热，温疟疟母，疟必暑邪，类多阴虚之人，疟久不愈，元气虚羸，邪陷中焦，则结为疟母。鳖甲能益阴除热而散结，故为治疟要药。腰痛胁坚，血瘕痔核，咸能软坚。经阻产难，肠痈疮肿，惊痫斑痘，厥阴血分之病。时珍曰：介虫阴类，故皆补阴。或曰：本物属金与土，故入脾肺而治诸症。

色绿九肋，重七两者为上。醋炙。若治劳，童便炙，亦可熬膏。

**鳖肉**　凉血补阴，亦治疟痢。煮作羹食，加生姜、砂糖，不用盐、酱，名鳖糖汤。恶矾石，忌苋菜、鸡子。鳖色青，故走肝益肾而除热。龟色黑，故通心入肾而滋阴。阴性虽同，所用略别。

鳖胆味辣，可代椒解腥。

## 蟹 泻，散血

咸，寒。除热解结，散血通经，续筋骨，筋绝伤者，取蟹黄、足髓熬，内疮中，筋即续生。骨节脱离者，生捣，热酒调服，渣涂半日，骨内谷谷有声即好。涂漆疮。能败漆。然寒胃动风。

蟹爪堕胎。产难及子死腹中者，服蟹爪汤即出。其螯烧烟，能集鼠于庭。中蟹毒者，捣藕节，热酒调服。腌蟹中入蒜则不沙。

## 虾补阳

甘温。托痘疮，下乳汁，吐风痰，中风症，以虾半斤，入姜、葱、酱料水煮，先吃虾，次吃汁，以鹅翎探引，吐出痰涎，随症用药。壮阳道。

## 牡　蛎涩肠、补水、软坚

咸以软坚、化痰，消瘰疬结核，老血瘕疝。涩以收脱，治遗精崩带，止嗽敛汗，或同麻黄根、糯米，为粉扑身；或加入煎剂。固大小肠。微寒以清热补水，治虚劳烦热，温疟赤痢，利湿止渴，为肝肾血分之药。王好古曰：以柴胡引之，去胁下硬；茶引之，消颈核；大黄引，消股间肿。以地黄为使，益精收涩，止小便利；以贝母为使，消积结。

盐水煮一伏时，煅粉用。亦有生用者。贝母为使，恶麻黄、辛夷、吴茱萸，得甘草、牛膝、远志、蛇床子良。海气化成，纯雄无雌，故名牡。

## 蛤　粉涩

蛤蜊壳煅为粉，与牡蛎同功。海藏曰：肾经血分药。宋徽宗宠妃病痰嗽，面肿不寐。李防御治之，三日不效，当诛。李技穷忧泣，忽闻市人卖嗽药，一文一帖，吃了今夜得睡。色淡碧。李市之。恐药犷悍，先自试，觉无害，遂并三贴为一以进。妃服之，是夕寝安嗽止，面肿亦消。帝大悦，赐直万金。李不知其方，惧得罪，伺得市人，重价求之，乃蚌壳煅粉，少加青黛也。以淡齑水，加麻油数滴，调服。《圣惠方》：白蚬壳研粉，米饮调，治咳嗽不止。

肉：咸，冷。止渴解酒。牡蛎，蛤蜊、海蛤、文蛤，并出海中。大抵海物咸寒，功用略同。江湖蛤蚌，无咸水浸渍，但能清热利湿，不能软坚。

文蛤：背有花纹，兼能除烦渴，利小便。

## 瓦楞子即蚶壳。泻，消癥、散痰

甘，咸。消血块，散痰积。煅红，醋淬三次，为末，醋膏丸，治一切气血癥瘕。

## 田　螺泻热

味甘，大寒。利湿清热，止渴消渴醒酒，利大小便。能引热下行。熊彦诚病前后不通，腹胀如鼓，众医莫措。遇一异人曰：此易耳，奉施一药。即脱靴入水，探得一大螺曰：事济矣。以盐和壳捣碎，帛系脐下一寸三分。曾未安席，砉然暴下。归访异人，无所见矣。董守约以脚气攻注，或教捶数螺系两股，便觉冷气趋下至足，即而亦安。治脚气黄疸，噤口毒痢，用螺加少麝捣饼，烘热贴脐下，引热下行，自然思食。目热赤痛。入盐花，取汁点之。搽痔疮狐臭。

## 石决明泻风热、明目

咸，平。除肺肝风热，青盲内障。水飞点目外障。亦治骨蒸劳热，通五淋，能清肺肝故也，古方多用治疡疽。解酒酸。为末，投热酒中即解。

如蚌而扁，唯一片无对，七孔、九孔者良。盐水煮一伏时，或面裹煨熟，研粉极细，水飞用。恶旋覆。

## 真　珠泻热、定惊

甘、咸，性寒。感月而胎，语云：上巳有风梨有蠹，中秋无月蚌无胎。水精所孕。水能制火，入心肝二经。镇心安魂，肝藏魂。昂曰：虽云泻热，亦借其宝气也。大抵宝物多能镇心安魂，如金箔、琥珀、真珠之类。龙齿安魂，亦假其神气也。坠痰拔毒，收口生肌。治惊热痘疔，下死胎胞衣，珠末一两，苦酒服。涂面好颜色，点目去翳膜，绵裹塞耳治聋。

取新洁未经钻缀者，乳浸三日，研粉极细用。不细伤人脏腑。陆佃曰：蛤蚌无阴阳牝牡，须雀化成，故能生珠，专一于阴精也。

## 蛤　蚧补肺、润肾、定喘、止嗽

咸，平。补肺润肾，益精助阳。治渴通淋，定喘止嗽，肺痿咯血，气虚血竭者宜之。能补肺，益水上源。时珍曰：补肺止渴，功同人参，益气扶羸，功同羊肉。《经疏》曰：咳嗽由风寒外邪者不宜用。

出广南。首如蟾蜍，背绿色，斑点如锦纹。雄为蛤，鸣声亦然，因声而名。皮粗口大，身小尾粗；雌为蚧，皮细口尖，身大尾小，雌雄相呼，屡日乃交。两两相抱，捕者擘之，虽死不开。房术用之甚效。不论牝牡者，只可入杂药。口含少许，奔走不喘者真。药力在尾。见人捕之，辄自啮断其尾，尾不全者不效。凡使去头足。雷敩曰：其毒在眼，用须去眼。洗去鳞内不净及肉毛，酥炙，或蜜炙、或酒浸焙用。

## 蜂　蜜 亦名石蜜、岩蜜。补中、润燥、滑肠

草木精英，合露气以酿成。生性凉，能清热；熟性温，能补中。甘而和，故解毒。柔而滑，故润燥。甘缓可以去急，故止心腹肌肉、疮疡诸痛。甘缓可以和中，故能调营卫，通三焦，除众病，和百药，故丸药多用之。而与甘草同功。止嗽治痢，解毒润肠，最治痢疾。姜汁和服甚佳。明目悦颜。同薤白捣，涂汤火伤。煎炼成胶，通大便秘。乘热纳谷道中，名蜜煎导。然能滑肠，泄泻与中满者忌用。

以白如膏者良。汪颖曰：蜜以花为主。闽广蜜热，川蜜温，西蜜凉。按：宣州有黄连蜜，味小苦，点目热良。西京有梨花蜜，色白如脂。用银石器，每蜜一斤，入水四两，桑火慢熬，掠出浮沫，至滴水成珠用。忌葱、鲊、莴苣同食。昂按：生葱同蜜食杀人，而莴苣蜜渍点茶者颇多，未见作害，岂腌过则无患乎？抑药忌亦有不尽然者乎？

**黄蜡** 甘，温。止痛生肌，疗下痢，蜜质柔性润，故滑肠胃；蜡质坚性涩，故止泻痢。续绝伤。按：蜜、蜡皆蜂所酿成，而蜜味至甘，蜡味至淡。故今人言无味者，谓之嚼蜡。

## 露蜂房 宣，解毒、杀虫

甘，平，有毒。治惊痫瘈疭，附骨痈疽，根在脏腑。和蛇蜕、乱发，烧灰酒服。按：附骨疽不破，附骨成脓，故名。不知者误作贼风治。附骨疽痛处发热，四体乍热乍寒，小便赤，大便秘而无汗，泻热发散则消。贼风痛处不热，亦不发寒热，觉身冷，欲得热熨则小宽，时有汗，宜风

药治之。涂瘰疬成瘘，音漏。炙研，猪脂和涂。止风虫牙痛。煎水含漱。时珍曰：阳明药也，取其以毒攻毒，兼杀虫之功耳。敷小儿重舌，烧灰酒和敷舌下，日数次。起阴痿。烧灰敷阴上。



取悬于树、受风露者，炙用。治痈肿，醋调涂。洗疮，煎用。

## 僵　蚕轻，宣，去风、化痰

辛、咸，微温。僵而不腐，得清化之气，故能治风化痰，散结行经。蚕病风则僵，故因以治风，能散相火逆结之痰。其气味俱薄，轻浮而升，入肺肝胃三经。治中风失音，头风齿痛，喉痹咽肿，炒为末，姜汤调下一钱，当吐出顽痰。丹毒瘙痒，皆风热为病。瘰疬结核，痰疟血病，崩中带下，风热乘肝。小儿惊疳，肤如鳞甲，由气血不足，亦名胎垢，煎汤浴之。下乳汁，灭瘢痕。若诸症由于血虚而无风寒客邪者勿服。

以头蚕色白条直者良。糯米泔浸一日，待桑涎浮出，漉起焙干，拭净肉毛口甲，捣用。恶桑螵蛸、茯苓、茯神、桔梗、萆薢。

**蚕茧**　甘，温。能泻膀胱相火，引清气上朝于口，止消渴。蚕与马，并属午，为离，主心。作茧退藏之际，故缫丝汤饮之，能抑心火而治消渴。痈疽无头者，烧灰酒服。服一枚出一头，二枚出二头。

**雄蚕蛾**　气热性淫，主固精强阳，交接不倦。蚕退纸烧存性，入麝少许，蜜和，敷走马牙疳，加白矾尤妙。《百一方》：蚕纸烧灰，酒水任下，能治邪祟发狂、悲泣。

## 原蚕砂燥湿、去风

蚕食而不饮，属火性燥，燥能去风胜湿。《经》曰：燥胜风，燥属金，风属木也。其砂辛甘而温。炒黄浸酒，治风湿为病，支节不随，皮肤顽痹，腰脚冷痛，冷血瘀血。史国公药酒中用之。炒热熨患处亦良。寇氏曰：醇酒三升，拌蚕砂五斗，蒸热铺暖室席上，令患冷风气痹人以患处就卧，厚覆取汗。不愈，间日再作，须防昏闷。麻油调敷，治烂弦风眼。目上下胞属脾。脾有风湿，则虫生弦烂。又新瓦炙为末，少加雄黄，麻油调敷，治蛇串疮。有人食乌梢蛇，浑身变黑，渐生鳞甲，见者惊缩。郑奠一令日服晚蚕沙五钱，尽一二斗，久之乃退。

晚蚕矢也。淘净晒干。

## 桑螵蛸补肾

甘，咸。入肝、肾、命门，益精气而固肾。治虚损阴痿，梦遗白浊，血崩腰痛，伤中疝瘕。肝肾不足。通五淋，缩小便。能通故能缩。肾与膀胱相表里，肾得所养，气化则能出，故能通；肾气既固，则水道安常，故又能止也。寇宗奭治便数，有桑螵蛸散：桑螵蛸、茯神、远志、菖蒲、人参、当归、龙骨、鳖甲醋炙，各一两，为末。卧时人参汤下二钱，能补心安神，亦治健忘。炙饲小儿，止夜尿。

螳螂卵也。桑树产者为好。房长寸许，有子如蛆。芒种后齐出，故仲夏螳螂生也。如用他树者，以桑皮佐之。桑皮善行水，能引达肾经。炙黄，或醋煮、汤泡煨用。畏旋覆花。螳螂能出箭镞。螳螂一个，巴豆半个，研敷伤处。微痒且忍，极痒乃撼拔之。以黄连贯众汤洗，石灰敷之。《杨氏方》用蜣螂，镞出后，敷生肌散。螳螂、蜣螂，皆治惊风，今人罕用。蜣螂兼治腹胀便闭，下痢脱肛，疮疽虫痔。

## 蝉　蜕轻，散风热

蝉乃土木余气所化，饮风露而不食。其气清虚而味甘寒，故除风热。其体轻浮，故发痘疹。其性善蜕，故退目翳，催生下胞。其蜕为壳，故治皮肤疮疡瘾疹。与薄荷等分为末，酒调服。其声清响，故治中风失音。又昼鸣夜息，故止小儿夜啼。

蝉类甚多，惟大而色黑者入药。洗去泥土、翅足，浆水煮，晒干用。攻毒全用。

**蚱蝉**：治小儿惊痫夜啼，杀疳去热，出胎下胞。时珍曰：治皮肤疮疡风热，当用蝉蜕；治脏腑经络，当用蝉身。各从其类也。

## 五倍子涩，敛肺

酸、咸。其性涩，能敛肺；其气寒，能降火。生津化痰，止嗽止血，敛汗、郑赞寰【郑赞寰，奠一孙也】曰：焙研极细，以自己漱口水调敷脐上，治盗汗如神。解酒，疗消渴泄痢，疮癣五痔，下血脱肛，脓水湿烂，子肠坠下，散热毒，消目肿，煎水洗之。敛疮口。热散，疮口自敛。其色黑，能染须。丹溪曰：倍子属金与水，噙之善收顽痰，解热毒。黄昏咳嗽，乃火浮肺中，不宜用凉药，宜五倍、五味，敛而降之。《医学纲目》云：王元珪虚而滑精，屡与加味四物汤，吞河间秘真丸及真珠粉丸，不止。后用五倍子一两，茯苓二两，丸服，遂愈。此则倍子敛涩之功，敏于龙骨、蛤粉也。昂按：凡用秘涩药，能通而后能秘。此方用茯苓倍于五倍，一泻一收，是以能尽其妙也。嗽由外感，泻非虚脱者禁用。

生盐肤木上，乃小虫食汁，遗种结球于叶间。故主治之症，与盐肤子叶同功。壳，轻脆而中虚，可以染皂。或生、或炒用。

## 白　蜡 外用生肌

甘温属金。生肌止血，郑赞寰曰：汪御章年十六，常患尿血，屡医不效。予以白蜡加入凉血滋肾药中，遂愈。定痛补虚，续筋接骨。外科要药。

## 斑　蝥 大泻，以毒攻毒

辛，寒，有毒。外用蚀死肌，敷疥癣恶疮；内用破石淋，拔瘰疬疔肿，杨登甫云：瘰疬之毒，莫不有根。大抵治以斑蝥、地胆为主。制度如法，能令其根从小便出，如粉片血块烂肉，此其验也。以木通、滑石、灯心辈导之。斑蝥捕得，屁射出，臭不可闻。故奔走下窍，直至精溺之处，能下败物，痛不可当，用须斟酌。下猘犬毒，九死一生之候，急用斑蝥七枚，去头翅足，糯米炒黄为末，酒煎，空心下，取下小狗三四十枚，如数少再服。又方，糯米一勺，斑蝥廿一枚，分三次，炒至青烟为度。去蝥，取米为粉，冷水入清油少许，空心下。取利下毒物，如不利再进。愈后忌闻钟鼓声，复发则不可治。服之肚痛急者，靛汁或黄连水解之。溃肉、肌肉近之则烂，堕胎。

豆叶上虫，黄黑斑文。去头足，糯米炒熟，生用则吐泻人。亦有用米取气不取质者。畏巴豆、丹参，恶甘草、豆花。斑蝥、蚖青、葛上亭长、地胆四虫，形色不同，功略相近。食芫花为芫青，青绿色尤毒，春生；食葛花为亭长，黑身赤头，夏生；食豆花为斑蝥，斑色，秋生；冬入地为地胆，黑头赤尾。陶隐居云：乃一物而四时变化者。苏恭云：非也，皆极毒，须慎用。



## 蝎宣，去风

辛、甘，有毒。色青属木，故治诸风眩掉，皆属肝木。惊痫搐掣，口眼㖞斜，白附、僵蚕、全蝎等分为末，名牵正散。酒服二钱甚效。疟疾风疮，耳聋带疝，厥阴风木之病。东垣曰：凡疝气带下，皆属于风。蝎乃治风要药，俱宜加而用之。汪机曰：破伤风，宜以全蝎、防风为主。类中风、慢脾惊属虚者忌用。

全用去足焙，或用尾，尾力尤紧。形紧小者良。人被螫者，涂蜗牛即解。

## 蜈　蚣宣、去风

辛，温，有毒。入厥阴肝经。善走能散，治脐风噤口，炙末，猪乳调服。惊痫瘰疬，蛇癥、能制蛇，疮甲。趾甲内恶肉突出，俗名鸡眼睛。蜈蚣焙研敷之，以南星末醋调，敷四围。杀虫，古方治痓嗽多用之。堕胎。

取赤足黑头者，火炙，去头足尾甲，将荷叶火煨用，或酒炙。畏蜘蛛、蜒蚰、不敢过所行之路，触着即死。鸡屎、桑皮、盐。中其毒者，以桑汁、盐、蒜涂之。被咬者，捕蜘蛛置咬处，自吸其毒。蜘蛛死，放水中，吐而活之。

## 蟾　蜍即癞虾蟆。泻，杀疳、拔毒

蟾，土精而应月魄。辛，凉，微毒。入阳明胃。发汗退热，除湿杀虫。治疮疽发背，未成者，用活蟾蜍系疮上。半日，蟾必昏愦。置水中救其命，再易一个，三易则毒散矣。势重者，剖蟾蜍合疮上，不久必臭不可闻。如此二三易，其肿自愈。小儿劳瘦疳疾。

**蟾酥**　辛，温，大毒。助阳气，治疔肿发背，小儿疳疾脑疳。即蟾蜍眉间白汁，能烂人肌肉，惟疔疳或合他药服一二厘，取其以毒攻毒。脑疳，乳和滴鼻中。外科多用之。蟾蜍肪涂玉，刻之如蜡。【肪，音方，脂也。】

## 白颈蚯蚓泻热、利水

蚓，土德而星应轸水。味性咸寒，故能清热。下行故能利水。治温病大热狂言，大腹黄疸，肾风脚气。苏颂曰：脚气必须用之为使。

白颈者乃老蚯蚓。治大热，捣汁，井水调下。入药或晒干为末，或盐化为水，或微炙，或烧灰，各随本方。中其毒者，盐水解之。张将军病蚯蚓咬毒，每夕蚓鸣于体，浓煎盐水浸身，数过而愈。

**蚯蚓泥**即蚯蚓屎　甘，寒。泻热解毒。治赤白久痢，敷小儿阴囊热肿，肿腮丹毒。

## 五谷虫即粪蛆。泻热、疗疳

寒。治热病谵音占，妄语妄，毒痢作吐，小儿疳积痔疮。

漂净晒干，或炒，或煅为末用。



# 人　部

## 发一名血馀。补，和血

发者血之馀。味苦，微寒。入足少阴、厥阴。肾、肝。补阴消瘀，通关格，利二便。治诸血疾，能去心窍之血，故亦治惊痫。血痢血淋，舌血、煅末，茅根汤服。鼻血，烧灰吹鼻。转胞不通，烧灰服。小儿惊热。合鸡子黄煎为汁服。鸡子能去风痰。合诸药煎膏，凉血去瘀长肉。发属心，禀火气而上生；眉属肝，禀木气而侧生；须属肾，禀水气而下生。或曰发属肝，禀木气而上生；眉属金。禀金气而横生。金无余气，故短而不长。至老金气钝，则眉长矣。昂按：肺主皮毛，毛亦短而不长者也，何以独无所属乎？毛既为肺之合，自当属肺、属金。眉当属肝、属木，以其侧生象木枝也。此乃臆说，附质明者。《经》曰：肾者，精之处也，其华在发。王冰注曰：肾主髓。脑者，髓之海；发者，脑之华。脑髓减，则发素。【《内经》：脑为髓海，冲为血海，命门为精海，丹田为气海，胃为水谷之海。】时珍曰：发入土，千年不朽。以火煅之，凝为血质。煎炼至枯，复有液出。误吞入腹，化为癥虫。煅炼服食，使发不白。故本经有“自还神化”之称。陈藏器曰：生人发挂果树上，则乌鸟不敢来。又人逃走，取其发于纬车上缚之，则迷乱不知所适。此皆神化。《子母秘录》：乱发烧灰，亦治尸疰。猪脂调涂小儿燕口，即两角生疮也。宋丞相王郇公，小腹切痛，备治不效。用附子、硫黄、五夜叉丸之类，亦不瘥。张驸马取妇人油头发，烧灰研筛，酒服二钱，其痛立止。

皂荚水洗净，入罐固煅存性用。胎发尤良，补衰涸。

**头垢** 治淋及噎膈劳复。

## 人 牙宣，发痘

咸，温，有毒。治痘疮倒靥。《痘疹论》：出不快而黑陷者，豮猪血调下一钱。服凉药而血涩倒陷者，麝香酒调服。时珍曰：欲其窜入肾经，发出毒气，盖劫剂也。若伏毒在心，不省人事，气虚色白，痒塌无脓，及热痱紫泡之症，只宜补虚解毒。苟误服此，则郁闷声哑，反成不救。

煅，退火毒，研用。

## 人 乳补虚、润燥

甘，咸。润五脏，补血液，止消渴，泽皮肤，治风火症。讱庵曰：老人便秘，服人乳最良。本血所化，目得血而能视，用点赤涩多泪。热者，黄连浸点。然性寒滑，脏寒胃弱人不宜多服。时珍曰：人乳无定性。其人和平，饮食冲淡，其乳必平。其人躁暴，饮酒食辛，或有火病，其乳必热。又有孕之乳为忌乳，最有毒，小儿食之吐泻，成疳魃之病，内亦损胎。昂按：乳乃阴血所化，生于脾胃，摄于冲任。未受孕则下为月水，既受孕则留而养胎，已产则变赤为白，上为乳汁，以食小儿，乃造化之玄微也。服之益气血，补脑髓，所谓以人养人也。然能滑肠、湿脾、腻膈，天设之以为小儿，非壮者所当常服。唯制为粉，则有益无损。又须旋用，久则油膻。须用一妇人之乳为佳，乳杂则其气杂。乳粉、参末，等分蜜丸，名参乳丸，大补气血。

取年少无病妇人乳、白而稠者，如儿食良。黄赤清色、气腥秽者，并不堪用。或暴晒，用茯苓粉收，或水顿取粉尤良。取粉法：小锅烧水滚，用银瓢如碗大，锡瓢亦可。倾乳少许入瓢，浮滚水上顿，再浮冷水上，立干，刮取粉用。再顿再刮，如摊粉皮法。



**紫河车**即胞衣，一名混沌皮。大补气血

甘、咸，性温。本人之血气所生，故能大补气血，治一切虚劳损极，虚损：一损肺，皮槁毛落；二损心，血脉衰少；三损脾，肌肉消脱；四损肝，筋缓不收；五损肾，骨痿不起。六极，曰气极、血极、筋极、肌极、骨极、精极。恍惚失志癫痫。

以初胎及无病妇人者良。有胎毒者害人。以银器插入，焙煮，不黑则无毒。长流水洗极净，酒蒸焙干研末。或煮烂捣碎入药。如新瓦炙者，反损其精汁。亦可调和煮食。李时珍曰：崔行功《小儿方》云：胞衣宜藏天德月德吉方，深埋紧筑。若为猪狗食，令儿癫狂；蝼蚁食，令儿疮癣；鸟雀食，令儿恶死；弃火中，令儿疮烂；近社庙、井灶、街巷，皆有所忌。此亦铜山西崩，洛钟东应，自然之理。今人以之炮炙入药，虽曰以人补人，然食其同类，独不犯崔氏之戒乎？以故本集如天灵盖等，概不入录。

**童　便**一名还元水。饮自己溺，名轮回酒。平，泻火、补阴、散瘀血

咸，寒。时珍曰温。能引肺火下行从膀胱出，乃其旧路，降火滋阴甚速。润肺散瘀，咸走血。治肺痿失音，吐

衄损伤，凡跌打损伤，血闷欲死者，擘开口以热尿灌之，下咽即醒。一切金疮受杖，并宜用之，不伤脏腑。若用他药，恐无瘀者，反致误人矣。胞胎不下。皆散瘀之功。凡产后血运，败血入肺，阴虚久嗽，火蒸如燎者，惟此可以治之。晋·褚澄《劳极论》云：降火甚速，降血甚神。饮溲溺百无一死，服寒凉药百无一生。

取十二岁以下童子，少知识，无相火。不食荤腥酸咸者佳。去头尾，取中间一节清澈如水者用，当热饮，热则真气尚存，其行自速，冷则惟有咸寒之性。入姜汁、行痰。韭汁散瘀更好。冬月用汤温之。李士材曰：炼成秋石，真元之气渐失，不及童便多矣。《普济方》：治目赤肿痛，用自己小便，乘热抹洗，即闭目少顷。此以真气退其邪热也。

## 秋　石 补肾水、润三焦

咸，温。滋肾水，润三焦，养丹田，安五脏，退骨蒸，软坚块。治虚劳咳嗽，白浊遗精，为滋阴降火之圣药。若煎炼失道，多服误服，反生燥渴之患。咸能走血，且经煅炼，中寓暖气，使虚阳妄作，则真水愈亏。

《蒙筌》曰：每月取童便，每缸用石膏七钱，桑条搅澄，倾去清液，如此二三次，乃入秋露水搅澄，故名秋石。如此数次，滓秽净，咸味减，以重纸铺灰上晒干。刮去在下重浊，取轻清者为秋石。世医不取秋时，杂收人溺，以皂荚水澄晒为阴炼，火煅为阳炼，尽失于道，安能应病？况经火炼，性却变温耶！秋石再研入罐，铁盏盖定，盐泥固济升打。升起盏上者名秋冰。味淡而香，乃秋石之精英也。《保寿堂方》：用童男童女小便，各炼成秋石，其色如雪，和匀加乳汁，日晒夜露，取日精月华，干即加乳。待四十九日足，收贮配药。《摘玄》云：肿胀忌盐，只以秋石拌饮食佳。



## 人中黄泻热

甘，寒，入胃。清痰火，消食积，大解五脏实热。治天行热狂，痘疮血热，黑陷不起。

纳甘草末于竹筒，塞孔，冬月浸粪缸中。至春取出洗，悬风处阴干，取甘草用。亦有用皂荚末者。竹须削去青皮。一云即粪缸多年黄垽，煅存性用。

## 粪　清一名金汁。泻大热

主治同人中黄。用棕皮棉纸，上铺黄土，淋粪滤汁，入新瓮，碗覆，埋土中一年，清若泉水，全无秽气。用年久者弥佳。野间残粪下土，筛敷痈疽，如冰着背。

## 人中白泻火

咸，平。降火散瘀，治肺瘀鼻衄，刮人中白，新瓦火上逼干，调服即止。劳热消渴，痘疮倒陷，牙疳口疮。

即溺垽，煅研用。以蒙馆童子便桶，山中老僧溺器刮下者，尤佳。

# 后　记

《本草备要》自刊行以来，单行及合刊本不下200余种，近现代校点本亦有数十种，其中以商务印书馆谢观评校本影响最大。谢观本从1918年首刊，至1955年，多次重印。依据此本再加印刷的书又有多种。但谢观所据底本乃清代后期的劣本，文字错误极多。例如“石韦”条有一句“高阳负对黄帝：治劳伤用石韦丸”。高阳负是黄帝时臣，他回答黄帝说可用石韦丸治劳伤（出典见《备急千金要方》卷19）。《本草备要》晚近劣本不明出典，想当然地把高阳负改作高阳生（六朝人），又把黄帝误作朝代不明的宣帝。谢观本沿袭劣本之误，将此句作“高阳生对宣帝治劳伤，用石韦汁”。“石韦”乃革质叶，故名为“韦”，焉能榨汁？可见此本误谬之甚。另谢观本从《本草纲目》张绍棠本（1885）取图411幅掺入《本草备要》，号称“从明板《本草纲目》摘录摹绘，务求真确”。其实无论哪一种《本草纲目》附图，都存在较多图文不符的错误。汪昂《本草备要》原无插图，后人随意摘引他书插图掺入汪氏之书，张冠李戴，从整理中医古籍的角度来看是很不严肃的。谢观本以后的各种《本草备要》校点本，虽然精粗不一，但无一例外的是都没有选用最早的《本草备要》刊本作底本，而且大多承袭劣本之误，掺入药图。

本丛书选入《本草备要》，要求采用最佳版本，保证原文准确。笔者承担此任务之后，在全面系统考察该书存世早期刊本的基础上，确定了校勘的底本和主校本。今将有关情况简要说明如下。

**1.《本草备要》原刊本**

《本草备要》最早刊刻于康熙二十二年（1683），但仅过了十来年，汪昂就再次增订（见“增补本草备要叙”：“今本草原刻，字已漫灭，特再加釐订，用酬世好。”）。该初刊本今我国不存，《全国中医图书联合目录》未见收载。近年笔者有幸从日本内阁文库复制该初刊本回国。此本为延禧堂（即汪氏自家堂号）藏版，还读斋梓行。该本保存了陈丰和汪昂明确署为康熙癸亥（1683）所撰的两序。其特征是书分2卷，药分8部，载药402味，有眉批栏，无图。书中不避康熙以后的名讳，连避康熙讳也不很严格，足证为康熙早期刻本。该本刻印精良，标记明显，弥足珍贵。然而从内容来看，初刊本不及《增订本草备要》丰富，因此本次校点未选此本作为底本，仅以它作主校本，并补入其原序。此本在校勘方面发挥了巨大的作用。

**2. 最早的《本草备要》增补本**

汪昂于1694年出版的《增订本草备要》将药物扩充到479味，原有药物的内容也有所增补。因此，校勘汪氏本草，当以增订本为佳。但是，据《全国中医图书联合目录》记载，刻于康熙三十三年（1694）的版本竟有文富堂、还读斋和不明堂号三类刊本共计10部。古书在一年中刻印三次，殊为罕见，令人生疑。笔者逐一考察各地所藏康熙三十三年本，发现其中很多是以作序之年误作刊行之年，有的刻本今已不见（如文富堂本）。堂号明确，能确定为《增订本草备要》早期刻本的实际上只有两种。

其一是还读斋本（藏江西省图书馆）。该本与初刊本均出自“还读斋”，另钤有“文苑堂藏板”、“德盛”、“怀仁斋”3印。书前广告印称：“自有本草，未有如此之精切祥（详）明者。初刻甫行，家传户诵。先生老而驾字，不惜苦心，重加订补。药更增而益备，方加注而精详”云云。将此版与日本所藏初刊本对比，字体版式全同。仅有汪昂康熙三十三年增订序。该本之末记载："康熙甲戌休宁吴德辉志贞谨较梓"。这也是惟一有明确刊刻年的增订本，可以确定是最早的增补本。

其二是成裕堂本（藏首都图书馆）。其封面于书名之外，题"原刻初印本地山堂藏"。扉页题"汪讱庵先生重定/新镌增补详注本草备要/成裕堂藏板"。该本序言有四，除汪昂增订序、初刊本陈丰原叙、汪昂原自叙之外，还有汪昂之弟汪桓康熙三十三年序。此本版式与还读斋同，并新增其弟汪桓序。汪桓序是为汪昂三书（另二书为《医方集解》、《素灵类纂》）而作，因此，可以想见成裕堂本的《增订本草备要》，乃汪氏丛书之一种，并非单行。该书没有明确的刊刻年代，仅自称是"原刻初印"。从版式、序言等综合判断，该本为《增订本草备要》早期刻本之一当毋庸置疑。

以上两种刻本并非出自同一版片，文字内容互有短长，兹不赘述。其共同之点是书分4卷，文字标记符号、版式均同初刊本（有眉批栏，无图），与书中凡例所载一致。以此对照后世翻刻本，精粗立判。后世刊本有6卷、8卷者，且多附图。其图或集于卷首，或散入药前。这些插图或从《本草纲目》钱蔚起本（1640）摘取，或从《本草纲目》张绍棠本（1885）移植。眉批栏多被取消，相关内容散入正文。更重要的是，后世翻刻本极少能遵凡例所载，采用文字符号标记。

经广泛调查，笔者确定选用上述两种最早的《增订本草备要》刻本为底本，从而为保证该书文字准确奠定了基础。

**3. 其他**

尽管笔者掌握了《本草备要》的初刊本及最早的增补刊本，但这还不能完全保证其文字无误。在校勘过程中，笔者发现无论初刊本还是增补本的最早刊本，都还存在少数文字错误。为此，根据《本草备要》乃依托明·李时珍《本草纲目》撰成的事实，笔者溯源寻流，根据《本草纲目》（金陵本）校勘疑难之处。

校勘过程中，除以上所述底本和主校本之外，笔者还查考了若干《本草备要》的早期刊本（如家藏乾隆间文盛堂本等）以及一些相关的本草著作（如晦明轩刻《政和本草》等），以便尽量减少文字错误。

由于本次整理掌握了近现代各校点本未能得见的最佳版本，因此纠正了许多后世刊本沿袭已久的错误。例如“紫石英”，原本载“色淡紫”，后世刻本却多作“色深紫”，义正相反（深紫乃误）。又“西瓜”条有“稽含赋云”，但后世众多刻本和校点本都误成“稽食赋”。稽含是晋代人名，撰有《瓜赋》，并非该赋之名叫《稽食赋》。本文前述“高阳负”误作“高阳生”亦是误谬之一例。类似讹误不胜枚举。由此可知阅读正确的版本对理解中医原文具有极为重要的意义。

为整理此书，笔者作校记350余条。鉴于本丛书有不加详注的统一要求，故这些校记大多从略。考虑到本整理本删去了后世劣本掺入的貌似美观、实则错误甚多的药物插图，又校正了许多文字，可能会使习惯使用近现代其他《本草备要》校点本的读者产生疑虑，故作以上后记，说明原委。

《本草备要》虽是一本小书，但因其影响极大，故笔者不敢掉以轻心，仍严格按照古籍校点要求，不惜工本时力，在国内外进行调查，以便确定良善底本和校本。然校书如扫尘，旋扫旋生，并非易事。笔者殷切地希望读者能对本校点本之不足提出宝贵的意见。

郑金生

2005年3月

# 药名索引

## 五画

## 六画



## 七画

## 八画

## 九画



## 十画

## 十一画

## 十二画



## 十三画



## 十四画

## 十五画



## 十六画



## 十七画



## 十八画



## 十九画



## 二十画



## 二十一画

52检